U0203197

ZHENG HUAIXIAN GUKE YU YUNDONG CHUANGSHANG CHUANCHENG CHUANGXIN

郑怀贤骨科与运动创伤传承创新

QUANGUO MINGLAO ZHONGYIYAO ZHUANJIA
ZHANG SHIMING
ZHONGYI GUSHANG YUNDONG CHUANGSHANG YINAN YIAN JINGHUA

全国名老中医药专家

张世明

中医骨伤运动创伤疑难医案精华

◎张世明　著

四川科学技术出版社

·成都·

图书在版编目（ＣＩＰ）数据

全国名老中医药专家张世明中医骨伤运动创伤疑难医
案精华：郑怀贤骨科与运动创伤传承创新 / 张世明著.
—— 成都：四川科学技术出版社，2020.12
ISBN 978-7-5727-0047-7

Ⅰ.①全… Ⅱ.①张… Ⅲ.①中医伤科学－医案－汇
编－中国－现代 Ⅳ.①R274

中国版本图书馆CIP数据核字(2020)第262470号

郑怀贤骨科与运动创伤传承创新

全国名老中医药专家

张世明
中医骨伤运动创伤疑难医案精华

◎张世明　著

出 品 人	程佳月
责任编辑	杨璐璐
封面设计	叶　茂
版式设计	文　平
责任校对	王星懿　杜　柯
责任出版	欧晓春
出版发行	四川科学技术出版社
地　　址	四川省成都市青羊区槐树街2号　邮政编码：610031
成品尺寸	170mm×240mm
印　　张	14.5　字数　260 千　插页　6
印　　刷	成都市金雅迪彩色印刷有限公司
版　　次	2020 年12月第 1 版
印　　次	2020 年12月第 1 次印刷
定　　价	88.00元

ISBN 978-7- 5727-0047-7

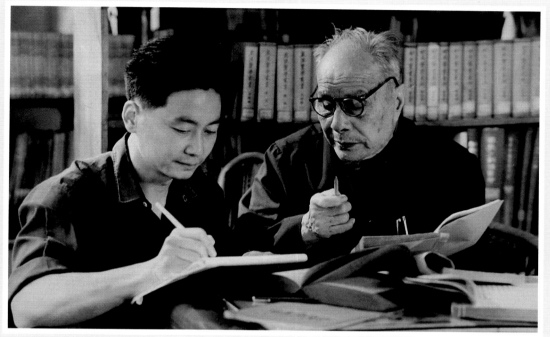

◆作者张世明（左）与先师郑怀贤教授（右）早年合影

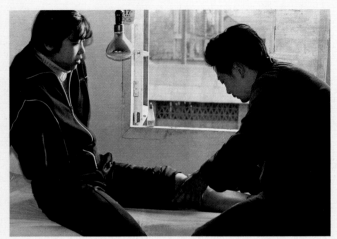

◆为女排运动员诊疗

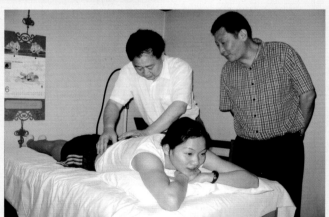

◆为花样游泳运动员诊疗

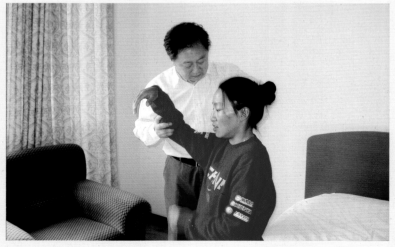

◆为帆板运动员诊疗

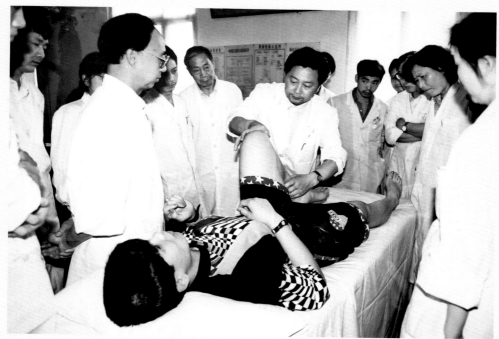

◆作者（中）为速度滑冰运动员诊疗

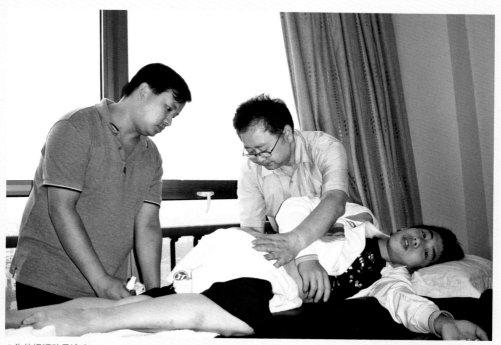

◆为体操运动员诊疗

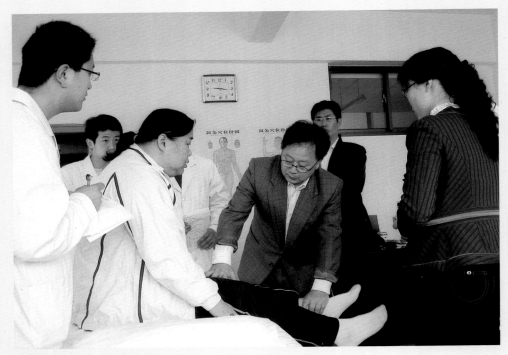

◆为举重运动员诊疗

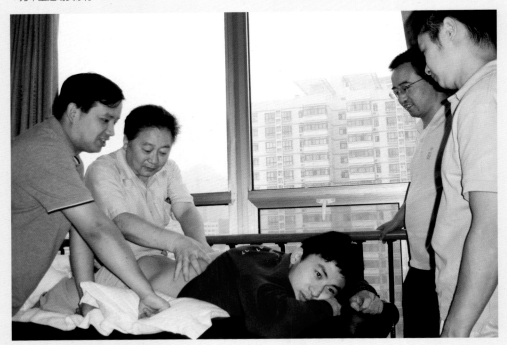

◆作者（左后）为体操运动员诊疗

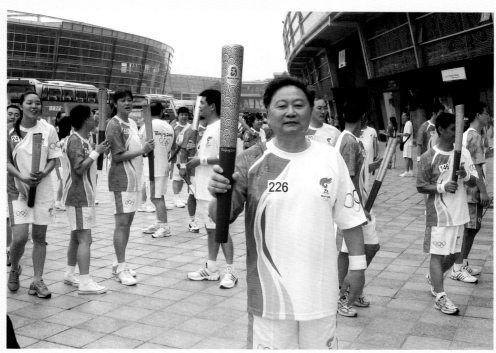

◆作者被选为 2008 年北京奥运会火炬手（代表四川省卫生系统）

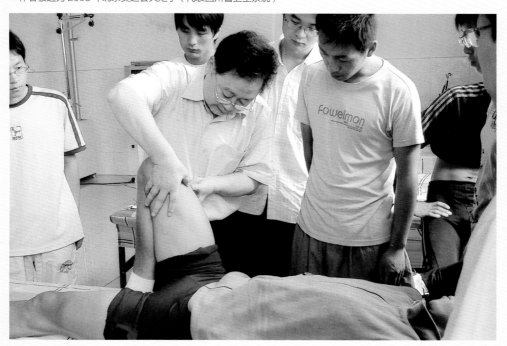

◆为赛艇运动员诊疗

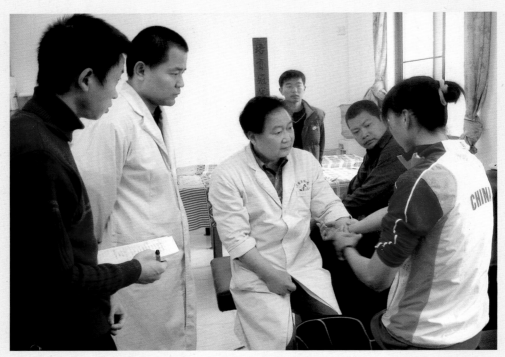

◆为田径运动员诊疗

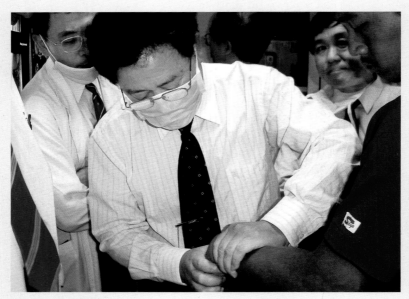

◆为棒球运动员诊疗

　　尝览司马迁《史记·扁鹊仓公列传》，首论了中医验案，名曰诊籍，后世通称医案。清代徐灵胎医家曰："凡述医案，必择大症及疑难症，人所不能治者数则，以应法度以启心思，为后学之津梁。"近代著名中医学家秦伯未先生说："余之教人也，先以《内经》《难经》《神农本草经》，次以各家学说，终以诸家医案。"由此可见临床医案在中医药学中的重要地位。临床医案真实地反映了各医家具体辨证辨病的诊断水平和治法精要，是临床经验之纪实，故具有重要的临床指导意义，乃中医诊断治疗学之临证指南，为后学之津梁。

　　中医骨伤科学有其悠久的历史，历代医家著作总结记录了不少骨伤临床治疗经验和方药，但真正的骨伤科医案较少。骨伤科医案最早见于西汉《扁鹊仓公列传》。传记中详细记录了淳于意诊治的 26 例医案，其中骨伤科医案两例。一例是齐王后之弟宋建搬重物致腰脊伤痛的医案，一例是齐中郎坠马僵石上致肺伤的"破石病"医案。两案堪称世界上最早的骨伤科医案记录。晋代葛洪《肘后备急方》中，记录了开放伤口处理、手法整复和小夹板固定治疗骨折脱位的经验。唐代蔺道人《仙授理伤续断秘方》医著中，虽无具体医案，但对骨折的治则、治法做了十分精要的科学总结和概括：首次记载了中医接骨手法、夹板固定和内外用药等治疗方法，公认为是我国最早的骨伤科医学专著，对后世有重要影响。宋、金、元、明时期，当以明代薛己的《薛己医案》为代表，记录了不少骨伤科医案。几百年间，不少医家多以色、脉象辨证，擅长内外用药治伤病，而记录手法整复、小夹板固定的医案较少，或虽有记录且多未详述。清代，有《伤科汇纂》《伤科补要》《续名医类案》和《少林伤科》等医著，其中记录有大量骨伤科医案，仍同样以方药为主，治疗见长。有可能当时医家收治的多为金疮和骨折内伤的病患。

近代，随着社会和医学科技的进步，中医骨伤科学得到了很大的发展，有不少名医验案医著问世，如《董万鑫骨伤秘验》《石筱山·石幼山治伤经验及验方选》等。这些医著都记录了大量的骨伤科医案，对后学和学科发展起到了重要作用。值得一提的是，原成都体育学院附属体育医院院长、中国武协主席、中国著名中医骨伤科专家、中医运动创伤的开拓者郑怀贤教授，对中国运动创伤学和骨伤科学的发展有极大贡献。郑怀贤教授于1962年编写出版了专著《伤科诊疗》上、下册，总结记录了 800 例骨伤科医案，涉及 82 种骨伤疾病，其中运动创伤医案有 135 例。这本著作对郑氏骨科的传承产生了重要影响。

四川省骨科医院（前身为成都体育医院 / 成都运动创伤研究所）经过了六十多年艰苦创业的征程，在三十年的改革开放中有了迅猛的发展，为中国的体育事业和卫生保健事业做出了重要贡献。如今，在中西医结合治疗运动创伤和骨伤疾病方面已经达到了国内较高水平，在运动创伤临床诊疗方面的研究应用目前也处于国内领先水平。

今年 10 月 1 日，值四川省骨科医院成立六十一周年之际，特著此医案，供广大医者和读者赏阅参考。

2019 年 7 月

中医瑰宝论

　　华夏中医，源远流长；天人合一，平衡阴阳；哲理深奥，辨证精强；华夏子孙，繁衍昌盛；唯我中医，博大煌煌。

　　肇自上下五千年，砭石灸焫按蹻生；毒药醪酒导引新，人文初祖乃炎黄。炎帝烈山尝百草，五味药性传经方；黄帝岐伯通天地，医理对答成经纲。素问灵枢是根本，外经失传五十二病方；从此经方缤纷呈，神医郎中济苍生。

　　俞跗巫咸扁鹊飞，秦医缓和于意生；汉时仲景堪医圣，博采众方伤寒春。外科华佗称鼻祖，开颅剖腹刮骨惊；魏晋南北隋唐继，中医理论又奠基。叔和脉经，士安甲乙，稚川救卒，弘景本草，巢氏病源，药王千金，道人仙授，王焘外台。宋代广传，唯一针灸，慎微本草，钱乙小儿，宋慈洗冤，圣济局方，医药大成。金元四家，刘李张朱，攻下滋补，各有创新。明代精粹，更有发挥，时珍本草，纲目永春；景岳全书，正体类要，肯堂证治，普济万方；清代整理，更集大成；有性瘟疫，天士温热，温病学说，先河开创；医林改错，路玉嘉言；四库金鉴，古今集成，百科汇纲。

　　民国腐朽，打压猖狂；存废之争，国粹险亡。四九开元，宪法定章。六六风雨，医者心凉。八四振兴，国粹辉煌。当今盛世，国泰民安；继承创新，发展无量。中医国粹，民族瑰宝；苍生惠及，寰宇增辉。

　　中华文明，将与日月同辉！

四川省骨科医院

己亥年九月初十

目录

第三章　郑氏骨伤科的特色与优势 ·········· 33

下篇　疑难医案荟萃

第四章　运动创伤医案 ················· 41

第一节　四肢关节筋伤医案（12例） ········· 41

第二节　颈椎、腰椎间盘突出、脱出及椎间小关节损伤医案（12 例）…70

第五章　临床骨伤医案 ································124

第一节　颈腰椎间盘突出、脱出，椎间关节损伤医案（13 例） ······124

第三节　脊柱骨折脱位及躯干骨折医案（10 例）·······················189

上篇　传承与创新

中医药防治骨伤和运动创伤，既是特色也是优势

中国运动创伤学五十多年的发展实践证明，祖国医学——中医药学在骨伤运动创伤防治工作中发挥了极其重要的作用。在国际体育赛场上，中医骨伤科专家用中医药为体育健儿夺取金牌保驾护航；在竞技体育训练中，队医用中医药为运动员疗愈创伤；在群众体育运动中，医务工作者用中医药为患者诊治骨伤；在中医院的日常门诊，医生用中医药为患者治病疗伤。中医药以其在疾病治疗及康复中的独特作用和优势，深得运动员和广大群众的喜爱。

在世界运动医学领域，中医药在我国运动创伤防治工作中的广泛应用和疗效是独具特色和独占优势地位的，没有哪个国家可以与之相比。1998年底，由国家体育总局科技司组织的"中国优秀运动员的运动创伤流行病学研究"课题①，对全国29个国家级和省、市级运动队，18个行业体协队的49种运动项目的6 810名运动员进行了运动创伤流行病学调查。调查结果表明：运动创伤患病率高达59.37%。其中以腰背肌肉筋膜炎、踝腓侧副韧带损伤、膝半月板损伤、肩袖损伤及髌骨末端病最为常见。在65种治疗方法中，使用多且疗效好的前三种全部是中医药

---

① 该文后来以《优秀运动员的运动创伤流行病学调查》为题，发表在《中国运动医学杂志》2000年第4期。

3

治疗法。其中手法治疗占34％，针刺治疗占11.24％，中药外敷治疗占9.77％。以上调查结果也充分证明：中医药在我国运动创伤防治工作中发挥了极其重要的作用，是一种疗效好、见效快，深受广大运动员和群众欢迎的治疗方法。

中医药学是中华文明的伟大宝库，中华民族五千年的灿烂文明史是中医药学的源泉。中医药学源于实践又高于实践，其理论源头深深植根于中华传统文化的土壤中。中医药学是研究人体生理、病理，疾病诊断和防治的一门医学，它有一套独特的理论体系。

中医药学理论体系的形成，始于战国时期的《黄帝内经》。在那个时期，重大历史性变革对中国的社会、经济、文化发展都产生了深远的影响，对中医药学也同样产生了深远的影响。在历史演进过程中，中医药学经历了由经验积累到理论认知的过程。从汉到宋，中医药学理论又有了发展，相继出现了关于切脉，针灸以至法医等方面的专著。明清时期，在探索免疫治疗上也有重大突破。中国传统文化的发展，也促进了中医药学学术氛围的活跃，出现了各种创新说和探讨病机的记录。一些中医运用当时丰富的中国古代哲学思想来解释各种生理和病理现象，解释各种疾病的诊疗原则和中医及药用原理，以中国古代哲学思想架构了以辨证为核心的中医药学理论基础。中医药学以其独具唯物的、整体辨证为核心的哲学思想、世界观和方法论，经过了长期实践和不断的经验总结，并为临床实践所证明是具有独特疗效的诊治方法，这就是中医药学的优势所在。作为中医骨科医生，我们应当义不容辞地把中医药这一文化瑰宝应用于中国的运动医疗和运动创伤防治工作中去，继承并发扬光大，这是一件十分荣光的重要工作和任务。

综上，真乃"华夏中医，源远流长；天人合一，平衡阴阳；哲理深奥，辨证精强；华夏子孙，繁衍昌盛；唯我中医，博大煌煌。"

下面谈谈笔者对中医药学科学思想基础的认识和体会。

一、中医药学是一门以哲理整体辨证为核心的，具有完整理论体系的医学科学

中医药学是中华民族优秀传统文化的瑰宝，是中国人民长期与疾病做斗争的经验总结和理论概括，它凝聚着中华民族的智慧，也使中医药学具有了自身的特色，这种特色是其他医学所不具备的，它充分显示了中华民族传统诊疗方法的独特优势，在历史长河中为中华民族的繁衍昌盛做出的卓越贡献，对整个人类健康和世界文明也产生了积极的影响。

（一）中医药学具有长期实践性

中医药学理论是以华夏五千年优秀文化为深厚底蕴，在中国传统文化的孕育和重要影响下产生和发展起来的。中医药学理论是在长期医学实践经验积累和解剖、生理、病理等知识基础上，与中国古代博大精深的哲学文化思想紧密结合中逐渐形成的，它经历了一个从实践到理论、再从理论到实践的长期认识过程。中医药大部分的诊疗方法，都经过了上百年乃至上千年重复性、规律性的检验，充分显示了中华民族的聪明才智。综观世界医学史，几乎没有哪个国家的民族医学像中医药学那样，既有高度的哲理性，又是与本国传统文化紧密联系的医学学科。中医药学运用科学的哲理观点、方法去全面认识、探索人体复杂的生命活动和疾病发生、变化的内在规律，由此形成了一个极富哲理、具有独特疗效的完整医学理论体系；这种极强的科学性和特色，让中医药学具有强大的生命力。所以说，中医药学是中华优秀传统文化的瑰宝。

（二）中医药学具有完整的理论体系

中医药学理论体系的形成和确立，经历了漫长的历史时期，逐渐形成了独具科学的辩证唯物主义哲学思想、世界观与方法论。中医药

学理论是以整体辨证为核心、具有完整理论体系的医学科学，具有长期实践性和独特疗效的优势。在运用理、法、方、药四大方面都体现了严密的形式逻辑规律和系统性，其思想基础是整体辩证观，其基础理论的核心部分是天人相应学说、阴阳五行学说、藏象学说、经络学说和卫气营血学说等。这些基础理论是以唯物论和整体辨证恒动观作为思想认识的核心，充分体现了科学的世界观、认识论和方法论，体现了系统论和全息论的科学思想，还体现了中医药学的整体观念和辨证论治的本质特征，包含了哲学、天文学、地理学、人类学、生态学、社会学、军事学、数学等诸多学科，其基本理念是"法人于自然，以自然之法治人，自外而知内，从显而知微"。可见，中医药学理论包含了许多中华民族的灿烂文化，是一门真正独具中国特色的理论体系。

中医药学用这些基本理论和思想去认识、揭示宇宙万物的起源；去认识、揭示复杂的人体生命活动现象和人体组织结构间的相对关系；去揭示功能活动的产生机制及疾病的发生、转变的规律，指导各科的临床诊断和治疗。无论是从基础到临床，还是从预防到治疗等方面，中医药学都有一套基本理论和学说，如病因病机、诊法、治则、方药、针灸按摩、养生保健等理论学说，在临床诊治上都发挥了重要的作用。

由上可见，中医药学源远流长，其意理渊微，哲理博大精深，诊疗效果卓著。大量历史文献表明，中医药学是目前在世界各国传统医学中保存最完整的医学科学之一。由于中医药学凝聚了中华民族的智慧经验和行之有效的独特疗效，不仅在中国几千年不衰，对世界上很多国家的疾病防治方式也产生了极其重要的影响，越来越多的国家和外国专家对中医药学产生了浓厚兴趣并予以认可。因此，作为中医医生，我们更应该刻苦研习祖国医学，从认识论、方法论着手，掌握中医药学的基本理论、观点和方法，与现代医学科学紧密结合，积极运用现代科学理论和技术手段去深入研究其理论体系及其科学思想基础，方可探微索隐，妙识玄通，识契真要，正本清源，更好地继承和弘扬中医药学的宝贵遗产，更好地造福于人类，为世界医药科学的发展进步做出更大的贡献。

二、中医药疗法是自然疗法，是在中医基础理论指导下，以辨证为核心进行论治，其治法独特，疗效显著

（一）中医药疗法是自然疗法，具有简、便、效、廉的特色和优势

据考古发现和文献记载，中华民族采用中医药治疗疾病的历史可追溯到公元前三千年。在远古时代，我们的祖先就以聪慧的才智，在与自然、疾病做斗争中开始有目的地寻找防治疾病的药物和方法。中医典籍的问世，形成了中医药理论体系框架；麻醉剂、按摩、导引、针灸、手法、中药、药物配伍、醪酒等方法的发明，彰显了中医、中药诊疗方法简、便、效、廉的特色和优势。

中医药学"道法于自然，又以自然之法治人"，逐渐形成了中华民族的岐黄医术，成为在中医基础理论指导下治疗疾病的大法。《帝王世纪》中记载，"（伏羲）……乃尝味百药而制九针，以拯夭枉焉"。中医药的自然疗法自成系统，经临床验证其毒副作用极小，具有简、便、效、廉，治疗独特和疗效显著等优势，深受华夏子孙的喜爱和世界上很多国家患者的认可，得到了广泛的应用。

（二）运动创伤治疗以辨证为核心审因论治

中医药学具有完整的科学理论体系，其精髓是整体观念和辨证论治思想。中医药疗法不是没有科学指导的盲目治疗和滥用，而是在局部和整体辨证基础上进行论治，主要体现在理、法、方、药四大方面。只有正确的辨证和辨病，才能有正确的治疗，才能取得良效。笔者在骨伤和

运动创伤几十年的临床诊疗和科研实践中，积累了不少经验和体会，现简述如下：

1. 中医运动创伤治疗的审因论治的特点

中医运动创伤学有别于中医骨伤学，更有别于内科、外科、妇科、儿科等学科。在伤病发生原因和诊断上另有其特点。因此在治疗时，除精于辨证、辨型、辨病和分期辨证论治外，更要对不同运动员从事的运动项目，运动伤病发生的原因进行审因论治，只有这样，才能达到减少运动创伤，让运动员在比赛中创造优异成绩的目的。

2. 运动伤病的发生与运动员的内、外因密切相关

运动伤病的内因主要包括运动员的体质欠佳、气质不足，运动系统生理结构不良，技术动作不正确，处于疲劳状态等因素；外因主要包括运动训练不科学，肢体局部训练过度，比赛中缺乏医务监督和保护，运动项目性质特点所致伤病，比赛中因对手缺乏职业道德而致伤，因比赛场地及环境卫生条件而致伤。因此，在运动创伤防治工作中，我们必须认真分析研究运动员个体运动创伤发生的内在和外在原因进行审因辨证论治。

3. 坚持整体辨证思想诊治运动创伤

在运动伤病诊疗过程中，我们主张坚持用中医哲理辨证思想，精于审因辨证、辨型、辨病和分期论治，做到证型结合、证病结合、局部与整体结合、动与静结合、主证与兼证结合，认真地进行辨证论治。中医理论认为：皮肉筋骨关节受损，必内伤经络气血，发生营卫不贯，脏腑不和等变化。因此，对于较为严重的运动创伤，整体辨证是十分重要的。在局部伤病诊断中，我们必须对伤因（受伤原因，下同）、机转、筋骨、关节组织的伤损程度，病理类型及神经、血管损伤等情况进行仔细检查，病证结合进行分析。只有这样，才能更好地进行针对性地正确治疗，取得满意的预期疗效。

（三）中医药疗法具有独特疗效和科学性

医学实践证明，中医药疗法是中医药学极为重要的组成部分，由于其独特的疗效和简、便、效、廉的优点，历经几千年而不衰，现今也得到世界上越来越多国家的认可和应用。中医药在中国运动创伤领域中的应用更是发挥了重要作用，得到了广大教练员、运动员的认可。在中医药消除运动性疲劳、提高运动能力方面，其应用更为广泛。可以说，从国家队到省、市运动队，教练、运动员都普遍认识到了中医药在治疗运动创伤中的独特作用。

中医药的治疗作用主要有：平衡阴阳，调节脏腑功能；活血化瘀，祛瘀生新；行气活血，通络解痉止痛；补益气血，增强脏腑功能；培元固本，调补脏腑，延年益寿；扶正祛邪，宣通气血，祛风寒湿；清热解毒，止涩固脱，回阳救逆；整复骨折脱位，关节错缝；通利血脉，舒筋活血，续筋接骨，软坚散结等。

现就目前运动创伤治疗中使用最多、疗效最好的三种中医药疗法的研究进展介绍如下：

1. "血瘀证"和活血化瘀药物的研究

"血瘀证"是骨伤科中最为常见的病理证候。中医认为，一切跌打损伤都是外力致皮肉筋骨组织受损，则内伤气血、经络，血溢脉外，则发生血瘀气滞或气滞血瘀、恶血内留等血瘀证，出现肿痛、营卫不贯、脏腑机能不和等临床症状。瘀结日久，则可发生各种病变。故一切跌打损伤之证，专从血论，主张活血化瘀为先；血不活则瘀不去，瘀不去则筋骨不能续接。因此，须先辨其伤损程度，瘀血或亡血情况，给予辨证施治之。在治疗法则上，提出了活血化瘀、祛瘀生新的原则。又根据损伤部位、气血伤损情况，灵活运用攻下逐瘀、活血化瘀、行气消瘀等法治之，足见"祛瘀生新"的治则是极具科学性的。

现代研究认为，"血瘀证"是"血脉不通、气滞血瘀或瘀血内阻"

9

的表现。实验室检验时，则发现有微循环障碍，血流变性异常，血流动力学障碍及血液凝固性增高等现象；病理学检查时，发现有组织受损，瘀血存在，供血不足及缺氧等改变。西医对损伤血瘀证除采用加压、穿刺、手术及理疗以外，一般无更多办法。而中医则是以活血化瘀、祛瘀生新为治则，采用中药、针刺、推拿、理疗等治法，特别以内外用药，局部与整体结合兼治最具特色和优势。

现代大量研究业已证明，中药活血化瘀类药物具有以下药理作用：

（1）扩张血管、改善微循环。

（2）抑制血小板凝聚。

（3）降低血液黏度。

（4）抗血栓形成，具有溶栓、消除血肿的功效。

（5）增加心冠脉血流量、降低心肌耗氧量等。

（6）降低血脂等。

2. 针刺镇痛原理研究成果及其应用

针灸治病，应用广泛，疗效显著，同中医药一样有十分悠久的历史。针灸治病的主要作用之一是疏通经络、镇痛。当代中医临床研究从实验数据证实了针刺镇痛的作用机理，具有很强的科学性。由北京大学神经科学研究所所长韩济生院士领导的针刺镇痛原理研究组，从中枢神经化学角度系统研究针刺镇痛原理，初步阐明人体针刺镇痛（AA）的神经化学原理，发现中枢神经系统（CNS）中阿片肽与抗阿片肽形成对立统一的矛盾关系。在此基础上，发现不同频率的电针刺激可引起不同种类神经肽的释放；发现中枢神经系统（CNS）中阿片肽与抗阿片肽形成对立统一的矛盾关系，是决定针刺镇痛有效性的重要因素；发现电针时间过长可发生AA耐受，初步阐明其生理机制和分子机制。

他们在研究结果中还发现，电针刺激的强度不是越强越好，也不是以前认为的"以痛制痛"的原理。一般是1～3 mA（毫安）就足以兴奋穴位下比较细的有髓鞘神经纤维。电针频率的高低起着关键性的作用：

低频刺激（2次/每秒）可引起大脑中枢释放内啡呔和脑啡呔；而高频刺激（100次/每秒）则可引起大脑中枢产生强啡呔释放；若低频刺激与高频刺激交替出现（疏密波）则可引起三种阿片肽同时释放出来，发挥出最大的镇痛作用。试验还证明：并非刺激持续时间越长、使用越频繁效果就越好——一般每次刺激30分钟就足以发挥作用。对慢性疼痛患者每周进行2~3次即可。若电针刺激时间太长，治疗过于频繁，大量阿片肽的释放可激活其对立面（抗阿片肽）的释放，抵消了前者的镇痛作用。这些研究结果揭示了中医阴阳对立、阴阳平衡、阴阳互根、阴阳转化的哲学理论和科学性。

将针刺改为电针刺激治疗，本身就是中西医结合的具体体现。韩济生院士科研团队针刺镇痛的研究成果被誉为"阐明针刺镇痛的科学基础方面所做的原创性、是具有高度影响力的科学研究"，得到了世界医学界的高度肯定。

3. 手法治疗是骨伤科、运动创伤的治疗大法

按摩、推拿、正骨，中医统称为手法治疗。在临床上，各种手法又经常相互配合使用。在唐代，按摩师是集按摩、导引和正骨之大成的医师。我国古代称"按摩"为按蹻（按跷）、案杌（杌，wù）等，与中药、针灸、导引和吐纳一样为华夏祖先最古老的医术之一，有其独特疗效。而"推拿""正骨"的名称，始见于明代医书《幼科发挥》。清代医典《医宗金鉴·正骨心法要旨》中写道："今之正骨科，即古跌打损伤之证也。"《医宗金鉴》正式把按、摩、推、拿四法列入伤科正骨八法之中。

中医的手法治疗有别于古希腊和其他国家的按摩术，它是在中医基础理论指导下逐渐完善起来的，是祖国医学必不可少的重要组成部分。根据脏腑、经络、气血等基础理论辨证施行补泻手法，且多与导引、吐纳、针灸和药物结合来医治各种疾病，其疗效显著。据文献记载，中医手法治疗和针灸、中药等岐黄医术一样，在汉唐时期通过丝绸之路向亚

洲、欧洲大陆许多国家传播，产生了深远影响。

按摩手法的作用主要是：疏通经络、宣通气血、消肿止痛、舒筋解痉、通利关节、整复关节错缝、松解粘连、开达抑遏、平衡阴阳、调节和提高脏腑机能等。

正骨手法的作用主要是：整复骨折和脱位。这是中医正骨手法治疗骨折的一大优势和特色。正确的正骨手法可以达到使骨折恢复或者接近正常的解剖位置，进而达到骨折愈合的目的；亦可避免内固定手术，达到无创修复骨折和脱位的目的。

《医宗金鉴》对按摩、推拿手法的操作和作用机理作了精要的阐述："摩者，谓徐徐揉摩之也。此法盖为皮肤筋肉受伤，但肿硬麻木，而骨未断折者设也。或因跌仆闪失，以致骨缝开错，气血郁滞，为肿为痛。宜用按摩法，按其经络，以通郁闭之气；摩其壅聚，以散瘀结之肿，其患可愈。""推者，谓以手推之，使还旧处也。拿者，或两手一手捏定患处，酌其宜轻宜重，缓缓焉以复其位也。""若肿痛已除，伤痕已愈，其中或有筋急而转摇不甚便利。或有筋纵而运动不甚自如。又或骨节间微有错落不合缝者。是伤虽平，而气血之流行未畅，不宜接、整、端、提等法，惟宜推拿，以通经络气血也。""盖人身之经穴，有大经细络之分，一推一拿，视其虚实，酌而用之，则有宣通补泻之法，所以患者无不愈也。"这些论述，充分说明了按摩、推拿手法对急性筋肉损伤、关节损伤，错缝或瘀肿疼痛，损伤中后期的气血凝阻、筋肉粘连、关节功能障碍等均有较好的治疗作用。

在正骨方面，《医宗金鉴·正骨心法要旨》强调："盖正骨者，须心明手巧，既知其病情，复善用夫手法，然后治自多效。诚以手本血肉之体，其宛转运用之妙，可以一己之卷舒，高下疾徐，轻重开合，能达病者之血气凝滞，皮肉肿痛，筋骨挛折，与情志之苦欲也。较之以器具从事于拘制者，相去甚远矣。是则手法者，诚正骨之首务哉。""虽在肉里，以手扪之，自悉其情，法之所施，使患者不知其苦，方称为手法也"。可见，中医强调的"无创下使患者不知其苦，就把骨折脱位整复成功"的手法，是医者追求的最高目标。

三、走中西医结合之路，更好地造福人类

中国和世界医学实践证明，走中西医结合之路符合世界医学的发展方向，符合中国国情和世界人民的健康需要，因此得到了全世界越来越多医学专家的认可。中华人民共和国成立后，我国中西医专家在中西医结合治疗方面进行了大量试验研究和医疗实践，取得了令人瞩目的成绩。在针刺麻醉、镇痛、骨科、急腹症、烧伤、癌症、皮肤病、运动医学和康复医学等专科取得了有效的研究成果。特别是在抗击"非典"的过程中，中西医结合用药的预防疗效和临床治疗效果令人瞩目，取得了高于单纯用中医药或西医药的治疗效果，充分显示了中西医结合抗击突发公共卫生疾病的可行性。

走中西医结合治疗之路，是在我国既有中医药、又有西医药的特殊历史背景和现实条件下产生的，是在当代大科学理念形势下，相邻科学相互渗透、相互促进、相互补充和相互融合的必然结果。提倡中西医结合，是我们党的一贯卫生工作方针。经过几十年的医疗实践和卫生改革，《中华人民共和国中医药条例》于2003年4月正式立法实施。这个条例给祖国的医学发展指明了方向。条例明确指出：中医药是中华民族优秀的传统文化，坚持中西医并重的方针，推动中医、西医两种医学体系的有机结合，遵循继承与创新相结合的原则，保持和发扬中医药的特色和优势，积极利用现代科学技术，实现中医现代化。

面向21世纪，中国骨伤医学和运动医学（含运动创伤学）应该如何进一步开拓和发挥中医药学的优势，促进中西医的有机结合，以形成我国运动创伤医学的优势和特色，更好地造福人类，是摆在运动医学同行面前至关重要的任务。

现今关于中西医如何结合还存在不少认识和理念问题，需要弄清道理和统一认识，下面就一些主要问题谈谈笔者的认识和看法。

（一）坚信中医药学是一门独具特色和优势的医学科学

"实践是检验真理的唯一标准"，实践和疗效也是评价该医学体系是否科学的真正标准。我们坚信，有五千年中华文明史和经过长期医疗实践的、具有独特疗效的中医药学是中华民族优秀传统文化的瑰宝；我们坚信，中医药学是一门独具特色和优势的医学科学。在社会的发展和科技的进程中，中医药学的认识观和科学内涵密切相关。我们应以科学的态度，用历史唯物主义和辩证唯物的观点去学习、研究、认识中医药学。只有对中医药学的科学性、长期实践性和独特疗效有正确的认知，才能促进中医药的发展和现代化，才能推动中西医两种医学体系的有机结合。随着科学技术的不断发展，有关大自然、人体生命活动的奥秘以及许多疑难疾病还远未被我们认知，因此，探索、总结过往经验显得尤为重要。我们相信，中医药学必定会随着社会和科技的发展更加完善。

（二）中西医理论体系的特色和优势

了解中西医理论体系的特色和优势，对促进中西医结合的实施是必须的。在学习和研究中医药理论时，必须要强调的一点是：中医与西医理论体系的不同之处，主要是在认识方法和思维方式上的区别。西医理论体系是植根于现代科学基础之上，采取较为严密的形式逻辑方式，从人体解剖、生理病理着眼，依靠现代仪器设备，通过检测各种理化指标来对疾病进行诊断，侧重于辨病。但这种在取得实证（或找到病因）后才能下诊断治疗的形式逻辑思维方法易受到现代仪器设备检测的影响而束缚了自己的思维。或由于认知的局限性而导致收集实证理化指标的不足；或因忽视了患者的自我感觉和自然恢复能力而难以超脱地去把握住事物的整体规律。特别对于病因和机制不明、病情复杂，缺乏早期诊断和确切诊断的疑难病证以及新出现的疾病，可能常会感到无从下手。客观的理化检查结果固然很重要，但完全依赖现有的检测手段和方法尚难完全反映人体内的一切细微变化。而中医理论体系则是以整体辨证观为核心，以特有的宏观类比和系统分类的整体思维方式，从整体辨证上着眼，去认识人体复杂的生命活动，对各种疾病症象大都可以进行辨证论治，在某些方面可弥补检测手段的不足之处。对够不上仪器诊断标准的症象或西医诊断尚不清楚的疾病，也能"无病可认"、辨证施治。可见，中医对人体生命活动和疾病转归变化的认识，是从宏观上、整体上提纲挈领地去观察认识的。中医这种整体"辨证论治"的思想与西医"辨病诊治"的思想相比，也许容纳的信息量要广泛和全面。

取其所长，补己之短；相互渗透，融会贯通；借鉴而对弈，用对比、理性而交会。从现代医学生物分子学的认识基础上，使中西医结合理论更加深化，更好地应用于临床。

从以上分析说明，中西医两种不同的理论体系，各有其特色和优势，只有两者结合起来，坚持中西医互学互鉴，用开放包容的心态促进传统医学和现代医学更好融合，才能携手造福人类。

近几十年来，随着中医药全方位对外开放新格局，西方医学界对中国传统医学产生了浓厚兴趣，那些认为"中医药学缺乏理论体系支撑"的说法也不攻自破。中医药学独特的理论体系的形成，是中华民族经过长期与疾病做斗争的实践经验中探索、总结出来的，是从实践到认识，再上升到理论这一反复过程中不断形成的，这是客观存在的事实，我们应坚信不疑。

笔者将中西医两种理论体系的特点做出分析，列表（见表1）归纳对照如下：

表1 中西医理论体系特点归纳对照分析表

	共同点	思维方式	基本理论	医学模式	诊断方法	现代科技	治则治法	治法分类
中医	都是建立在唯物论和实践论的科学思想基础上	整体辨证观，宏观类比和整体论的整体思维形式；富于哲理思想，善于气化文化，吸收外来文化	在一定解剖生理、病理等知识基础上，天人相应、整体观念、阴阳、经络、藏象、营卫气血、精气神、五运六气、内外因论等	生物—心理—社会整体医学模式	望、闻、问、切（摸），多宏观整体与局部结合的辨证论治	结合较少	科学的整体治疗原则，重理法方药，有中药、针灸、按摩、练功、养生保健及手术等疗法，整体辨证综合治疗，急则治其标，缓则治其本。不治已病，治未病	以天然药物为主，多为自然，副作用少
西医	同上	从解剖生理、病理和病因着眼，具有较严密的形式逻辑思维，多局部思维方法	解剖、生理、生化、病理、病因学等	生物模式为主，现WHO提出生理—心理—社会整体医学模式	望、触、叩、听，多微观，局部辨病论治，注重现代科技检查方法	结合较紧密	西药、理疗、手术等疗法，针对病因治疗，对病明显者对症治疗	以化学药物为主，多手术治疗，副作用多

（三）中西医结合符合世界医学发展方向

中西医结合是在我国既有中医药、又有西医药的特殊历史条件下和现实条件下产生的。实践已证明，中西医结合已取得了许多丰硕成果，充分显示了强大的生命力。

1. 凡是科学的东西，就有它们的共同性，就能够结合

中西医之所以长期共存和发展，是因为中医、西医理论体系都是有其科学思想基础的，两者不是对立的。首先，它们都是建立在唯物论和实践论的科学思想基础上，都能诊治和预防各种疾病。其次，中西医学治疗都具有独特的疗效，疗效本身就具有科学性。在看待有特效的中医临床经验和方法上（经过长期实践证明，中医具有其重复性和实用性），我们不能因为历史局限的原因，把很多临床治疗暂时没有实验检测依据来说明它的研究结果，说成不科学，去否定中医药，这不是实事求是的科学态度。我们需要做的是：积极运用现代科学技术去研究，提供科学依据，找出其作用机理关键之点，进一步提高疗效，丰富中医药理论，推动中西医结合的发展。

2. 中医应该运用现代医学技术手段为民治病

把现代医学技术说成是"西医的专利"，这种说法是错误的。应该这样认为，现代医学技术属于现代医学研究者所共有，西医可以利用，中医也可以利用。现代中医引入和运用现代医学技术手段和设备来为广大群众祛疾治病，提升自身的治疗效果是理所应当的。不能一见中医引入现代医学技术等先进设备（如影像学、超声、生化仪器等）来为中医诊疗服务，研究中医药作用机理，就认为是"西化"，这是形而上学的观点，是不利于中医的创新、发展和中西医结合的。

3. 中医医治急性病、做手术，古已有之

有些人认为，中医只能医治慢性病，治疗急性病不在行。这种认识受到了历史偏见的影响，是不符合事实的。早在西医传入中国之前的几

千年里，天灾、战乱和瘟疫时有侵害，可中华民族从来没有被这些急性病灭绝，而是一次次转危为安，兴盛繁衍，这就是中医药的历史功劳。在我国大量的中医文献中，记载了不少对急腹症、创伤、骨科、疮疡、发热等急性病的诊治方法。如张仲景在《伤寒杂病论》中所述的不少是急症、重症，甚至是危重症；葛洪《肘后备急方》就是治疗急性病的中医代表作之一。因为历史的原因，很多中医这方面的书籍已经失传，我们没有办法去搜集、整理和研究它罢了。从近现代来看，我国第一个中医急症中心——广东省中医院为我们做出了榜样。该中心年门诊量连续20年位居全国同行前列。拥有超过十多亿元的现代化医疗设备，成为全国年服务患者人数最多、全国规模最大、实力最强的中医医院之一。2017年，该中心平均年急诊量达770万人次，诊治100多种急性病。与众不同的是，广东省中医院除了运用现代化医疗设备和新技术进行抢救病患外，更注重发挥传统中医的急救综合方法。在大型抢救工作中，他们充分发挥中西医各自的优势，用中西医结合各自的优势来处理急诊病患，大大提高了抢救的成功率，显示了中西医结合的优越性。

关于中医能否做手术的问题，本不是一个问题，关键在于手术指征是否严格掌控，治疗与康复是否在中医基础理论指导下进行辨证施治；对于严重的创伤和疾病，是否及早采取了手术抢救的措施。特别需要强调的是：中医不反对手术治疗；文献的发现和记载充分说明了，中医早在上古时期就开启了世界外科手术的先河。如上古时期的名医俞跗，有"一拨见病之应，因五脏之输，乃割皮解肌，诀脉结筋"；长沙马王堆发现的《五十二病方》，是中国最古老的医学方书，也是中国最早的实用外科手册；两千多年前，有中医外科鼻祖华佗自创中药麻沸散进行开颅、剖腹和骨外科等手术。后来，由于封建礼教思想的束缚，使中医外科的手术精华没有流传下来，只在疮疡、眼科等方面开展了有限的手术治疗。随着现代医学技术的发展，中医治病不仅需要在外科开展必要的手术，特别需要在创伤骨科开展必要的手术。我们要把中医的手术观念传承下去，与现代外科的先进手术方式（如微创手术）有效地结合起来，在认识和理念上有所创新、有所发展，推进中医药的现代化和国际化。

4. 中西医两种医学体系如何进行有机结合？

东西方文化的交融和中西医结合是当今世界科技飞速发展的必然趋势和时代要求，需要我们不断去探索和研究，而不是谁取代谁或在某些方面形式上的相加。关键应该在医学理论上、诊疗方法上找到中西医结合的重要切入点去进行有机的科学结合，才能达到取长补短，取得更好疗效的目的。自20世纪50年代开始，我国开展中西医结合治疗疾病已走过了六十多年历程，在骨伤科、急腹症、针刺镇痛、癌症、皮肤科、抗击非典以及康复医学等方面已取得了丰硕的成果和经验，也可以作为中国运动医学和运动创伤学今后发展方向之借鉴。中西医两种医学体系如何有机结合，笔者有以下几点体会：

（1）根据中西医两种医学基础理论的特点，应该从认识论和方法论上去找到切入点。中西医结合应建立在唯物论、辩证法的哲学基础上，建立在人体生命科学基础上。充分运用现代科学技术与方法，深入地研究、探索人体生命活动的奥秘，探索疾病发生、发展和变化的规律，发挥中西医各自优势，推动世界医学的进步与创新。

（2）在基础医学和临床研究方法上，应充分体现中医理、法、方、药的特点和现代医学研究方法，宜采取宏观与微观相结合、辨病与辨证相结合、整体与局部相结合、功能与结构相结合、离体与活体相结合的方法，采用多学科多指标的研究方法。这也是最为科学的研究方法。

（3）要特别重视提高临床疗效的诊治率，从诊断方法和治疗方法上去创新突破，研发出具有时代特点的中西医结合新疗法。

总体来说，中医理论的主要特点是以宏观和整体观为主，以辨证为主，哲理性很强；而西医理论的特点则多重微观、局部，注重以仪器检测到的指标为依据。在诊疗上，中医是通过辨证论治，在整体观的基础上，辨证较微观化；而西医则是辨病论治，诊断上重视以查明的数据指标为依据。我们应将两者的优势结合起来，取长补短，将对疾病的诊治具有重要作用。

（4）在理论上，我们应注意运用"辨病"和"辨证"相结合、局部与整体相结合、固定与活动（运与静）相结合、治疗与预防相结合的方法，开展运动创伤防治研究工作，以争取更有效的治疗效果。

在诊断上，我们应积极地运用当代先进的检测仪器和诊断技术，如X线摄片、CT、MRI等影像学技术，用超声波技术，关节内镜和病理组织学、生物化学、生物力学等检测方法去进行科学的诊断并客观地评价其效果，加深对诊治疾病局部的理解和全身辨证论治的认识，使中医被人认为理解起来较难，概念较模糊，对诊治深层的局部病变和全身证候的"整体观"变得清晰可见、有据可证，更利于中西医相结合进行临床诊治。对于疗效显著的患者，中医学者和医生还应运用现代的科学方法去研究，说明其治愈机理，总结出令人信服，科学性较强的治疗方法来。

认真总结运动创伤的治疗原则和治法特点，选取中西医结合最佳治疗方案以提高诊治率。在治疗原则上，中医、西医医生都应该认真分析自己的长处与不足，认真总结运动创伤的特点，针对不同患者、不同部位的组织损伤、病理变化和修复特点，找出主次矛盾，科学地制订出不同的治疗原则。作为中医骨科学者，不仅要认真研究和阐明每个治疗原则的作用机理和科学性，还应从实验数据上证实其科学性，为中医的整体观念和辨证论治赋予新的科学含意，只有这样，才有利于今后为创建中西医结合的新医学诊疗方案提供有力的科学依据。

在治法上，如何把中西医治法的优势有机地结合起来，如何发挥中西医结合治疗的优势与作用，都需要我们从大量的临床实践中去不断探索，总结出一套最佳的治疗方案来。如采用手术治疗（需要采用什么手术方式）或非手术疗法（用什么方法）的选择；是单一治疗还是综合治疗；中医的理、法、方、药应如何得到充分的发挥等，都需要我们去进一步研究。

又如，在分析急性软组织损伤，具有关节软骨、韧带或肌肉、肌腱等软组织撕裂、急性出血、疼痛、功能障碍等伤痛的病理特点时，在制订治则和选择治法时，首先应判定有无骨折和软组织的完全断裂或部分断裂（因其治则和治法明显不同）：韧带、肌腱等组织完全或大部分断裂者，一般应采用手术修补或重建治疗；对于部分断裂者，一般都采用非手术治疗。在急性软组织损伤出血，疼痛或手术后肿痛的治法上，西医的冷疗、局部加压，抬高患肢休息及关节穿刺等治法对损伤止血、止痛、防肿、消肿很具科学性，值得采取选择；但对于冷疗，在时间、温度、加压强度等方面必须要掌握好。

从中医辨证来看，损伤急性期，因筋肉、经络受损，血溢脉外、气血凝滞，其证属热证、属实证，多采用清热凉血、止血，行气活血、通络止痛类药物内外兼治，以消减肿痛。可以看出，在急性期，西医冷疗等治法与中医的辨证论治思想是相符的，都具有科学思想基础。对关节急性损伤、关节错缝、功能障碍等疾病，若将中医整复关节的错缝手法，药物治疗与西医的冷疗、加压等治法结合起来，必将更具高效和科学性。临床实践还证明，在运动创伤治疗中，慢性损伤、劳损治疗以及后期治疗、围手术期的康复等方面，都可以把中西医的治法优势有机地结合起来，充分发挥各自的治疗作用。

运动创伤防治理念的进步

20世纪以来，随着科学技术的飞跃发展，医学科学在探索人的生命活动、认知医学奥秘、医学科学技术方面取得了划时代的进步和创新，如肿瘤靶向治疗、基于基因测序的诊断和个性化治疗，手术微创化、介入治疗，腔镜、内镜手术等的兴起和广泛使用，青蒿素的发现，中医针刺止痛等。这些医学技术创新，对中国运动医学也产生了重要影响，打破了许多陈旧的观念，带来了理念上的重大转变和创新。

一、体育科技工作的重要作用受到高度重视

自我国1984年参加第23届美国洛杉矶奥运会以来，中国的运动医学科学技术服务（简称为"运动医学科技服务"，下同）和科技攻关工作在竞技体育和全民健身运动中发挥了越来越大的作用，受到各方关注，也得到了相关领导、教练员和运动员的重视和好评。运动医学科技服务为促进全民体质健康，为中国体育健儿在奥运会、亚运会上夺取金牌，取得优异成绩发挥了十分重要的作用。随着世界科技的飞速发展，国民对"科学技术是第一生产力"这一科学论断的认识和理解大为提高。从1995年起，国家体育总局狠抓"奥运争光"和"全民健身"两个

"计划纲要"工程，高度重视冬奥会①和夏奥会②的科技备战工作；大力组织科技攻关，加强科技创新，积极开展"运动医学科技服务"，为实现我国冬奥会金牌"零"的突破发挥了巨大作用。在2004年第28届雅典奥运会上，我国运动员突破了当时中国体育史上最优异的成绩。在雅典奥运会备战期间，国家体育总局领导研究制定了《备战奥运会科技工作重点研究领域实施方案》，确定了11个领域的60个重大科研项目，实施了147项科研攻关和运动医学科技服务项目，直接投入科技攻关、科技服务的经费达4 800万元，近1 500人次直接参与科技工作。由此可见，从国家到各级相关领导，对科学技术助力竞技体育的重视。正是在这种"运动医学科技服务"理念的指导下，促进了中国体育科学的发展，为运动员在国际大赛中取得优异成绩创造了条件。我们深信，随着全国群众体育运动的兴起，体育科技工作也将会得到进一步地加强和发展，运动医学也将继续为我国运动员进行科技服务，为其创造优异成绩发挥更大的作用。

二、新的医疗服务理念

随着医学科学的进展，将预防疾病和"治未病"提到与疾病治疗同等的高度，就是把以"被动治疗"为特征的医疗服务理念转变为以"预防性治疗"为特征的新的医疗服务理念。这种新的医疗服务理念是当今科技进步与理论创新的重要体现。在运动创伤治疗、消除运动性疲劳、提高运动能力和医务监督等方面，积极开展"预防性治疗"的医疗服务，对竞技体育来说，具有十分重要的作用。

当今世界，竞技体育已经发展到了"更快、更高、更强"的时代。

---

① "冬季奥林匹克运动会"的简称，下同。
② "夏季奥林匹克运动会"的简称，下同。

激烈的竞争，促使优秀运动员向人类的生理极限不断挑战。也是在这种氛围下，运动员出现急性运动创伤和慢性劳损伤病的发生是不可避免的。但只要坚持以"预防性治疗"为特征的医疗服务理念，坚持训练科学化和科学的医务监督，及时进行伤病防治，是完全能够把伤病发生率控制在最低，保证运动员的健康和运动寿命，以发挥其更大的运动能量，在国际、国内大赛中取得优异成绩。现今我国运动员运动创伤时有发生，因此，对运动员运动伤病的"预防性治疗"应刻不容缓地提上医疗服务的日程上来。

针对运动员伤病的发生情况和队医建设现状，国家体育总局科教司早在1990年11月在成都首次召开了"全国运动创伤防治工作研讨会"。到会的百名科研医疗代表一致认为：进行"优秀运动员的运动创伤流行病学研究"，是当前运动创伤防治工作的当务之急。根据1998年底国家体育总局对运动创伤流行病学的调查结果，共查出317种运动损伤，受伤者达4 049名；其患病率为59.46%，影响正规训练的比例高达64.56%。由此可见，转变医疗服务理念，大力开展"预防性治疗"的运动伤病防治工作，对运动伤病的发生和加强队医建设具有十分重要的意义。

在运动伤病防治方面，中医骨科医生应主要对运动员发生伤病的内因、外因进行深入的分析研究，针对不同运动项目伤病的发生原因和特点，采取积极而有成效的"预防性治疗"，同时应狠抓运动训练科学化；积极运用现代医学和先进的影像学诊断技术（生理、生化、基因等检测技术）及粘膏、支持带固定技术等，对运动伤病尽早做出正确的诊断治疗。中医药在"预防性治疗"方面积累了丰富的临床经验，在运动创伤防治工作中具有快速、显效的特色，具有广阔的前景，我们应很好地加以推广应用。

"预防性治疗"的医疗服务理念，充分体现了"预防为主、防治结合"的科学思想，已引起了各级领导、教练员的高度重视。广大医务工作者要提高伤病防范意识和责任心，大力提高诊疗业务水平，把运动伤病的防治工作做得更好。

三、现代整体医学模式与中医学的整体医学观念

医学模式是对人类健康与疾病的特点和本质的哲学概括。1977年，美国著名医学专家恩格尔（Engel, G.L）提出："需要新的医学模式"——用现代整体医学模式（即生物—心理—社会医学模式）来替代当时在西方主流医学中占据绝对主导地位的纯生物医学模式。这一倡导引起了业界的强烈反响和关注。随着社会的发展、进步以及疾病谱的变化，人们逐渐认识到原有的"生物—医学模式"已经不再适用于现代社会和人群。现代整体医学模式加入了"心理"和"社会"方面的内容，是一种科学的模式，在更高层次上体现了对人的尊重，重视人的生物生存状态，更加重视人的社会生存状态。

现代整体医学模式思想的提出，是一次重大的医学理念的转变和进步，这与中医学从宏观上构建的整体观念不谋而合。中医学的整体医学观念、辨证论治思想已存在有两千多年，其精髓充分体现了整体医学模式思想。中医学认为，人体本身是一个有机整体，自然与人、社会与人也是一个统一体。在诊治疾病的过程中，要求中医医者不仅要顺应自然法则，还要注意调整患者因社会因素导致的各种情绪。这种整体医学模式思想在中医骨科的运动创伤临床诊治上已得到了很好的运用。在运动创伤诊治上，那种只对局部处理一味追求解剖对位，而不注意血供（血液供应。下同）、软组织损害和整体机能变化的单一治疗方法是不太科学的。

中医的整体观念充分体现了中医以辨证论治为核心的整体科学思想，其"大整体观"和"小整体观"内容更为具体、深刻，更为全面。大整体观，主要指天人合一、天人相应思想和整个人体；小整体观，主

要指人体局部器官系统和组织，如运动系统、消化系统、四肢关节、筋骨等；一个功能结构，如脊柱椎骨连接结构体、伸脊筋肉功能结构体、脊柱稳定性功能结构体、伸膝装置功能结构；一个运动链涉及的关节，肌肉功能结构体等等。中医的大、小整体观，在运动创伤、骨伤科诊疗应用中都具有重要的指导意义。

四、坚持辨证与辨病相结合理念"病证结合诊治疾病"

辨证与辨病相结合诊治疾病的理念，是建立在中医药学与西医药学两种医学基础之上的进步理念，也是中西医两种医学体系相结合的重要成果之一。中西医之所以长期存在和发展，是因为中西医两种医学理论体系都具有科学思想基础，特别是它们的唯物性和长期实践性趋同，都能诊治和预防各种疾病。在中国特定的文化历史条件下，经过五十多年的探索和实践，以大量事实证明："病证结合诊治疾病"不仅充分发挥了中医药学证候诊治的特色和优势，也发挥了西医药学对疾病诊治的特色和优势。两种医学体系相互取长补短，极大地丰富了诊断、治疗方法和手段，对全面、深入探索、揭示疾病的本质起到了促进作用。

坚持辨证与辨病相结合的理念，将"病证结合诊治疾病"用于临床，近十几年来，在中国运动伤病防治工作中发挥了重要作用且开展得非常广泛。无论在运动伤病诊治，还是在消除运动性疲劳，提高运动能力等方面，广大医务工作者积极运用了这个方法，努力探索实践，取得了许多科研成果。在骨伤科手术方面，坚持了"病证结合诊治疾病"的理念，积极开展围手术期的中医药治疗和康复治疗，疗效显著提高。

五、微创外科观念，是以恢复人体最大生理机能为目的

"微创外科观念，是以恢复人体最大生理机能为目的"的理念，是

21世纪外科学最具创新的理念和最大的医学科技进步。微创外科要求具有最佳的内环境稳定状态、最小的手术切口、最轻的全身炎症反应和最小的瘢痕，是一种尽量保持组织和血供，能恢复人体最佳生理机能的科学治疗方法。历史经验多次证明：当外科只停留在手术技巧上时，外科医生就只是一位"战术家"；只有当其与先进的理论、先进的理念与先进的科学技术相结合时，外科医生才会是一位"战略家"，先进的理念才能发挥巨大的影响，并反过来推动医学技术的发展。如在关节外科方面，关节镜微创诊疗技术是微创外科在关节内骨与软组织损伤诊治领域里的一次里程碑式的革命，它已在中国得到了广泛的应用，特别是在膝关节运动创伤治疗中取得了十分显著的疗效。在骨折治疗中，则是在尽量保护局部软组织和骨的血供的理念下进行交锁髓钉、钢板螺丝钉内固定术、经皮撬拨复位内固定术及外固定支架固定术等微创外科手术。这些微创术现今已取得了很好的疗效。

六、中西医治疗骨折的基本原则与理念更加趋于一致

中医治疗骨折基本原则是在中医基础理论指导下建立的，其基本原则是：

（1）尽量减少损伤的早期一次性成功的正确复位。

（2）良好的有效固定。

（3）积极主动的功能锻炼。

（4）内外用药，分期辨证论治，标本兼治。

（6）心理治疗。

上述基本原则充分体现了中医的整体观念和辨证论治思想，充分体现了无创理念和积极治疗的科学思想。随着社会发展和科技的不断进步，中国医学史上发生了新的革命性的理念变化，针对中西医两种医学理论体系的客观存在和科学性，在总结中西医理论和经验的基础上，提

出了在中国走中西医结合的道路。经过五十多年的实践历程，在"局部与整体并重，外伤与内损兼顾，固定与活动统一，骨折愈合与功能恢复并进"思想的指导下，针对中西医治疗骨折长期未解决的难题，在中西医结合治疗骨折的理念中总结出了四大原则，如下：

（1）动静结合。

（2）筋骨并重。

（3）内外兼治。

（4）医患合作。

随着科技的进步，近20年来，西医治疗骨折的理念也发生了十分深刻的变化，从原来骨折治疗的AO接骨原则：解剖复位—坚强的内固定，获得"骨折一期愈合"转变到现今的BO新理念。这是西医骨折治疗原则在理念认识上的一大进步和创新。BO理念特别注意骨折愈合的病理生理学和骨的生物力学特性，强调骨折治疗以恢复人体最大生理机能为目的，而不是以前AO接骨原则所强调的机械力学，追求"解剖复位（局部解剖对位）—坚强内固定"治疗骨折的片面观点。新的BO理念提出了如下观点：

（1）必须在充分重视和保护局部软组织和骨的血供情况下，尽量减少内固定物与骨接触，远离骨折部位进行复位和内固定。

（2）不以牺牲骨折部位血供来强求解剖复位。

（3）特别重视术后加强康复治疗和医务监督等。

从以上可以看出，中西医结合治疗骨折的理念在近几十年，随着社会的进步和科技的飞速发展发生了十分重大的变化，其理念不断创新、完善，更具科学性。两种医学理论体系有机地融合在一起，一种新的、更加科学的医学理念将会更好地造福于人类。

七、骨伤科技术的创新与进步

骨伤科技术上的创新目前主要是围绕微创手术、无创化治疗理念进行，在实践中取得了非常好的效果。在治疗方法、内固定物、移植物和外固定器、关节镜、椎间盘镜、脊椎融合等治疗技术方面都取得了很大成效，具有广阔的应用前景。

在非手术治疗方面，十分重视正确手法复位，如外固定器、经皮撬拔复位、钢针内固定等技术的改进和创新。重视受伤机转（受伤机制转化），骨折脱位分型的辨型施术。在骨折脱位治疗上，主张采用拔伸牵引，逆受伤机制的手法整复，这是减少损伤，最易成功整复的科学方法。在关节筋伤治疗上，主张采用拔伸牵引，在逆受伤机制下行手法整复关节错缝，再在解剖结构走行方向用手法理筋复平整复伤筋，这对伤筋的修复和功能恢复具有重要作用，是筋伤治疗技术的创新和理念进步。在颈椎、腰椎病治疗方面，主张用解痉止痛、整复减压，改善脊柱生理屈度，增强脊柱稳定性和功能恢复为治则的治疗方法。采用舒筋解痉止痛手法、整复减压手法配合颈、腰椎功能锻炼，配合针灸及药物等治疗能取得满意的疗效。只有少数严重患者需要手术治疗。无论是非手术患者或手术治疗的患者，只要在早期积极主动地进行治疗，进行功能锻炼，对伤病的功能恢复都会起到十分重要的作用。当前各种伤病的康复方法种类很多，在规范化、标准化方面还需做大量的工作和深入研究。

在手术治疗方面，科技的创新成果特别突出。严格手术指征，尽量从微创手术和恢复人体最大生理机能的理念着手进行改良和创新。

（1）骨折创伤治疗，不再一律强求局部解剖对位，尽量在保护骨折局部血供的情况下开展微创手术。如在膝交叉韧带移植物的材料选择方面，移植物与骨连接的方法上和重建手术方法等方面，国内外学者进行了许多基础与临床研究，取得了较为满意的效果。

（2）由于骨伤移植物材质的改良和生物力学基础研究，使各种骨折内固定材料和设计更富多样性、坚固性和生物性，内固定技术因此有了很大的改进和创新。

（3）移植物材料，除自体骨、韧带等组织外，对同种异体骨、软骨、韧带、肌腱等组织，异种骨、半月板、人工骨、人工韧带等移植物的研究和应用也在积极进行中。国内有学者在同种异体韧带、半月板移植、人工韧带及基因治疗的研究上迈出了可喜的一步，大部分研究还处于试验阶段。

（4）关节镜、椎间盘镜等手术对关节软骨、半月板、交叉韧带、滑膜皱襞及关节游离体等伤病的诊治具有重要作用。除膝关节镜治疗已在广泛开展外，肩、髋、踝等关节镜治疗技术也在逐渐开展。由于椎间盘镜手术系统、经皮微创髓核切吸术、胶原酶髓核溶解术，激光、臭氧髓核消融术等的广泛应用，对常见腰病、颈椎间盘突出症的治疗疗效起到了重要作用。

八、基础理论的研究与进步

随着影像技术、微创外科、生物力学、组织工程学、基因工程科学和康复医学的发展，运动创伤学已成为当前运动医学领域中最为活跃的学科之一，特别是在软骨损伤、韧带损伤、半月板损伤和骨骺损伤等基础研究方面的可喜进展，极大地促进了运动创伤临床治疗的发展。需要指出的是，许多基础研究目前仍处于试验阶段和局部治疗阶段。在硅胶修补、自体或同种异体、异体异种移植或人工韧带、人工半月板移植等研究方面，要达到能应用于临床并取得良效，还有很长的路要走。我们深信，随着科技的不断进步和科学理念的不断创新，在分子生物学、生物工程学和基因工程学等方面研究的不断深入，一定会在关节软骨、韧带、半月板等损伤的修复、重建方面取得突破性的进展。特别要指出的是：现今涉及运动创伤预防学方面的研究课题太少，尤其是涉及预防学基础研究和中医药对各组织损伤、修复的基础方面的研究课题太少。我们的课题应当从与运动员相关方面的题材切入和进行选材，如训练科学化、伤病预防和运动性疲劳恢复等方面，大力进行基础研究和课题研究，从根本上将运动伤病降到最低，这才是我们的主要目的。

（一）组织工程学

关节软骨损伤是最为常见的运动伤病。在关节软骨损伤病理生理研究方面，北京大学运动医学研究所做出了大量富有成果的研究，对关节软骨结构和病理生理有了科学认识，并证明了其主要成因是运动劳损微细损伤的积累，软骨损伤后的病理过程有胶原自身免疫反应参与，其表面的无形层有免疫屏障作用。在软骨损伤修复与治疗上，他们采用同体移植并取得了一定效果，而异体移植仍处于试验阶段。在生物组织工程学研究方面，对软骨细胞的复制是一大研究重点，也处于试验阶段。其研究是把软骨细胞加入各种软骨源生长因子，如碱性成纤维细胞生长因子（FGF-2）、软骨调素1-3（Chm-1-3）和软骨源性形态发生蛋白（CDMP）等，以促进软骨细胞增生，再加1型胶原蛋白纤维和纤维蛋白凝胶，最后将复制的软骨细胞注入到创面上来修补关节软骨。有的学者利用自体外周血干细胞联合骨膜移植修复软骨缺损，取得了一定效果。

（二）生理生化

创伤性骨折愈合的生理生化研究已进入分子生物学水平，开展了骨基质蛋白（骨连接蛋白，ON）、骨钙蛋白（OC）、骨钙素（BGP）、骨桥蛋白（OPN）、骨形成调节生长因子、骨形态发生蛋白（BMP）和胶原基因表达（MPNA）等研究，这些研究为骨折愈合和组织工程学的深入研究奠定了基础。

原发性骨质疏松症研究重点开展了特异性生化指标的检测，除了世界上通用的骨密度仪检测外，还提出了以骨强度来评定骨质疏松疾病的重要意义。特异性生化指标主要有：尿脱氧吡啶啉（DPD）、血清骨钙素（BGP）、骨转换率（BT）、血清雌二醇（E2）及血清总睾酮（Tes）等。

强直性脊椎炎的特异性生化指标主要有：人白细胞组织相容性抗原（HLA-B27）、尿17羟-皮质酮内固醇及血沉等。

（三）基因工程科学

基因工程科学的发展导致了一场深刻的医学革命，在概念、诊治上将产生重大而深远的影响。正常人体结构是人类基因的一个有序的表达，而疾病则是基因表达的失衡。除了创伤、烫伤外，人类疾病都直接或间接地与基因有关。

在诊断上，主要在疾病基因突变图谱（结构）和疾病基因表达图谱（功能）两大方面的研究。在治疗上，有基因治疗、基因修饰、基因疫苗和基因工程药物。在药物上，可以把致病基因放到基因芯片和蛋白质芯片上，观察哪些药物可控制致病基因表达，还可以利用生物模型用基因打靶造成人工基因缺损，用以筛选药物等方法。

郑氏骨伤科的特色与优势

一、对传承创新的认识

"文化自信、中医瑰宝、坚信不疑、传承创新。"

2010年6月，习近平总书记在澳大利亚墨尔本理工大学中医孔子学院授牌仪式时强调，中医药学凝聚着深邃的哲学智慧和中华民族几千年的健康养生理念及其实践经验，是中国古代科学的瑰宝，也是打开中华文明宝库的钥匙。

中医药学是以哲理辨证为核心的具有完整理论的体系、经过数千年长期实践的自然科学和生命科学！

一个民族若没有自己的民族精神和优良传统文化特色，那么这个民族意味着消亡！

2013年12月26日，王国强部长在全国中医药传承博士后进站启动会上讲话强调："做医先做人，传承是中医药永恒的主题，是中医药创新的基础，是中医药发展的内在动力，在中医药事业发展中具有重要地位和作用。传承具有不可替代的地位的作用，要高度重视在传承基础上的创新。以创新为导向，推动中医药的发展。"没有传承，只凭空创新，那不叫创新。没有无根之木，无水之鱼。

中医应扬长补短，把西医优势的诊疗方法、技术借鉴过来，进行有机结合，以促进中西医结合的发展。

二、关于武医结合，对一代武医宗师的理解

先师郑怀贤教授（又称"郑氏"，下同）是中国武术协会主席，又是著名中医骨伤科运动创伤专家，且习武、从医时间最长，德艺双馨，对武医的发展贡献最大，一代武医宗师非他莫属。并不是学武术的人都懂医，只有极少数的武林高手才懂医，这也与传承有关，与自己学医习武的老师传帮带有关。

1. 高尚的武德医风

先师郑怀贤教授注重武林高尚的武德医风传承，其医术卓绝则济困扶危，悯恤病患。他深受孙禄堂、朱国福等先生的影响，将爱国侠义，不为金钱所动，侠义疏财，为民看病等高尚节操和丰富的武术医学治伤经验相结合，并运用于骨伤诊疗实践中。郑氏接触的都是中国的武林高手，他博采众长，聪慧虚谨，逐渐形成了自己的一套骨伤诊治经验、理论以及武医文化内涵。

2. 开创中国中医运动创伤学的先河

郑怀贤教授是最早将武术医学治伤经验运用于运动创伤实践中的人，他开创了中国中医运动创伤学的先河。后经几代人的传承创新，逐渐发展形成了郑氏学术体系和流派，郑怀贤教授是中国中医运动创伤学的领军人物。

3. "郑氏武医结合"特色

郑怀贤教授擅长运用手法、点穴、按摩、中药、功能锻炼、运动康复、拔火罐等为患者治疗伤病。这些独特的骨伤诊疗特点和优势，都体现了郑氏武医结合的特点。郑怀贤教授手上功夫超群绝伦，是其长期临床经验的积累与厚积薄发。

除了武医伤科药物外，如果没有高深的武术功夫，特别是手上功夫，是不可能行手法给患者治伤疗病的；没有手上功夫和医疗技巧（手摸心会，筋骨关节损伤整复方法），是不可能治好伤病的；只有力量，

没有武医治伤的功夫和经验，也是不可能治好伤病的。这是郑怀贤中医骨伤科与其他骨科的区别。

三、理念创新

（一）医疗服务理念的转变

中医"治未病"理念是中医学重要的理论基础，贯穿于"未病预防"和"疾病治疗"的全过程，含义是：未病先防，防病于未然；既病防变，已病之后防其传变；瘥后防复。2010年，国家中医药管理局启动了"治未病"健康工程，引起了社会强烈反响。这就是把"被动医疗"转变为以"预防性治疗"为特征的医疗服务新理念，把伤病发生率降到最低限度。

（二）整体观念：树立生物—心理—社会整体医学模式思想

大整体观：天、地、人、人体。

小整体观：人体局部器官系统，如消化系统、关节、筋骨等。一个功能的结构体，如脊柱、椎骨连接结构体、伸膝装置功能结构、伸脊筋肉功能结构等。

（三）无创、微创外科理念

无创、微创外科理念是建立在治愈疾病的基础上，降低手术给患者带来的损伤，减少手术给患者身体带来的影响。可以说：无创、微创理念是以最小的创伤达到最佳的治愈目的，以恢复人体最大生理机能为目标的医疗理念。

（四）诊疗疾病的新理念

辨证与辨病、辨形（型）相结合、局部与整体相结合。筋、骨、肉辨证与解剖学诊断相结合的诊疗疾病新理念。

（五）综合疗法治疗理念

主张综合疗法治疗理念，不主张"一方""一法""一针""一术"治疗。

四、郑氏骨伤科的诊断特点、诊疗特色和诊疗优势

（一）诊断特点

郑怀贤教授归纳出"望、问、摸、认"伤科四诊法，突显问诊、摸诊。郑氏后辈把现代医学中的影像学和实验室的检查资料和西医的病理、生理学知识结合起来，使郑氏骨伤科有了很大进步和创新。

（二）诊疗特色和优势

1. 郑氏手法（中国郑氏手法治疗）

郑怀贤教授幼从师学，博采诸家之长，郑氏手法治疗（又称郑氏整复手法）为其结合多年临床经验创制而成。郑怀贤教授归纳出十二正骨手法；十五基本按摩手法；经穴按摩手法；运动按摩手法等。需要指出的是：不要把郑氏整复手法与明代的按摩、推拿手法混为一谈。手法治疗的前面必须加上"中国"二字，还应加上"郑氏"二字。古人语"手法者，诚正骨之首务哉"。"须心明手巧……必素知其体相，法之所施，使患者不知其苦，方称为手法也"。此乃整复手法之最高境界。

（1）手摸心会、整复手法，按摩、针灸、中药和功能锻炼是中医骨科的治疗大法。

（2）骨折脱位整复手法。主张拔伸牵引、逆受伤机制的手法整复，是减少病患损伤、最易成功整复的科学方法。

（3）关节筋伤整复手法。主张拔伸牵引，在逆受伤机制下行牵引

手法整复关节错缝（称错位、扭错），再在解剖结构走行方向用手法整复（理筋复平）伤筋。

（4）解痉止痛手法，放松或牵引体位。

（5）消肿手法。

（6）牵张松解筋肉手法，牵张＋手法。

（7）关节筋肉疲劳恢复手法。

（8）关节活动手法。

（9）颈腰椎病治疗手法。以解痉止痛，改善脊柱生理屈度，整复减压，增强脊柱稳定性和功能恢复为治则。

①舒筋解痉止痛手法。

②减压整复手法。

③横推、摇晃脊柱手法。

④纵推、按压脊柱手法。

⑤牵引、按压抖动手法。

⑥斜扳法。

⑦先屈后伸或先伸后屈扳腰法（俯卧或坐位）。

⑧坐位旋转脊柱手法。

⑨颌枕牵引下推挤旋颈法。

⑩端颈法。

2. 郑氏伤科治疗原则

郑怀贤教授主张精准而具体地运用"辨证分期论治"思想，而不拘泥只运用"分期论治"，因患者各期的伤情病理变化不是一成不变的。郑氏主张"活血化瘀为先、祛瘀生新"的治疗原则，这个原则贯穿于整个伤病治疗过程。

3. 郑氏伤科药物体系及其特色

在中药方面，郑氏骨伤科在六十多年间形成了一系列伤科药物体系，如膏、丹、丸、散、水剂、酒剂，内服、外用药物俱全。1958年创制内服药物27种，外用药25种；到1962年，总结出内服药物50种，外用药物48种。现今临床上只用了部分。

内服、外用药物与其他医家不同，独具特色。内服药主要有：铁弹丸（现名：五灵二香丸）、穿阳散、青白散、三七散（现名：制香片）、回生丹、强筋丸、大力丸、一号接骨丸、人参紫金丹、通导丸等，具有武医特色。

外用药擅用三黄、大黄、芙蓉花叶和活血散瘀、行气通络类药物；郑氏舒活酒（现名：郑氏舒活酊；本书简称为舒活酊，舒活酒）最具特色。

4. 功能锻炼

功能锻炼又称为运动疗法、体疗运动康复疗法、医疗体育、医疗体操等，是中医骨伤科治疗大法之一，也是郑氏骨伤疗法不可或缺的重要组成部分，对患者受伤组织的修复和功能恢复有极其重要的作用，它贯穿于患者外伤康复治疗的全过程。

郑氏功能锻炼（运动疗法），主张动静结合，主动与被动活动相结合，主张把武医功法、形意结合、刚柔相济、导引吐纳术纳入其中。治疗阶段积极配合手法按摩、内服、外用药物等治疗，更有利于患者功能恢复，此乃康复治疗又一大特色。

5. 探索与反思

如何在不影响患处固定，不加重机体组织损伤，在治疗的不同阶段施加动静结合的功能锻炼，一直是我们骨伤科医生不断探索研究的主要课题。根据不同伤病患者及损伤病理、生理情况来制订不同的个体化运动康复方案，是科学的，也是我们的初衷和努力的方向。

然而，有不少医生只会手术或手法，不懂得如何具体指导患者主动、科学地进行功能锻炼；而康复科也有医生不懂得骨科专业理论，不会读X线片进行分析，结果造成患者康复疗效达不到预期，这是很值得我们重视和反思的大问题。

下篇　疑难医案荟萃

第四章

运动创伤医案

第一节　四肢关节筋伤医案（12例）

◎ **医案4-1-1　急性左股内侧肌挫伤、髌股关节损伤，左前额挫伤血肿**

××，男，21岁，运动员

初诊时间： 2009年9月12日晚11点30分。

现病史： 2009年9月12日上午11点30分，患者在单杠上进行热身训练，在做双足从悬吊的双手之间穿过的动作时，突然脱杠落下，头部和双膝过屈位触地致伤。当时患者左前额、左眼眶外上方和左膝疼痛剧烈，不能动弹。经在场医生紧急处理后，用车紧急送往当地某医院进行救治，并行MRI（磁共振成像）检查。

笔者接电后立即前往训练地为患者诊治。在未到达前，笔者电告队医，立即对其伤处采用冰敷（2小时冰敷一次）及加压制动等处理，并报告其MRI检查情况。

专科检查（伤后12小时）：患者左前额眼眶肿胀，有皮挫擦伤痕，头颈活动功能轻度受限。左膝内上方轻度肿胀，压痛明显。股四头肌抗阻痛。左髌骨内上缘压痛明显，有捻发音。膝屈伸明显受限。膝内外侧副韧带分离试验（－），抽屉试验（－）。

MRI检查显示（当地某医院）：左股内侧肌血肿，关节轻度积水，疑PCL（后交叉韧带）损伤，左前额血肿。

诊断：

1. 急性左股内侧肌挫伤、髌股关节损伤。

2. 左前额挫伤血肿。

治疗：

1. 训练监控　制订治疗方案，以镇痛，防止肿胀，整复关节伤筋为则。

2. 冰敷　当晚11点前，队医已对患者行间断性冰敷3～4次，每次时长15～20分钟；用弹力绷带加压，局部制动抬高治疗。晚上11点30分，经笔者局部检查后给予手法等治疗。

3. 手法治疗　行点穴手法，以解痉止痛。取穴伏兔、足三里、阳陵泉、绝骨、委中、太冲。再双手抱胫骨上段牵拉膝关节，慢慢屈伸伤膝，以整复关节错缝，舒理伤筋。

4. 用药

（1）外敷：用二黄新伤止痛软膏加白芷、血通、黄柏、黄芩（药粉），以清热凉血、通络止痛。将以上外敷药摊于六层纱布上，再用弹力绷带适当加压包扎固定。嘱患者适当抬高伤肢、适当活动足踝。

（2）内服：行气活血止痛中成药，制香片4片/次，一日3次；玄胡伤痛片4片/次，一日3次；双氯芬酸钠缓释胶囊50 mg/次，一日2次。

二诊（9月13日）：

上午8点查体，患者左膝伤处局部无明显肿胀，但有压痛，膝屈伸基本正常。患者诉伤膝局部发胀，膝屈伸时有牵拉感，头部伤有压痛。

处理：继续内服、外敷用药同上。间断冰敷两次后，我们决定让患者下床活动。活动反应较好。因临近比赛，我们让患者再重复做一次受伤时的动作。于当日下午3点，患者在弹力支持带（多层贴布）和绷带固定保护下，从约0.7 m的台上跳下。患者佯装痛状，当时把大家吓了一大跳。看来患者伤情恢复情况良好，笔者的心终于放下了！

晚上再给患者行冰敷一次，全身放松做按摩一次。局部超声波0.5 W/cm^2，理疗10分钟。继续外敷中药。

9月14日上午9点，患者进入团体半决赛。笔者特别为其膝、腿部做了支持带贴布、弹力绷带包扎固定。其后，笔者看到患者在紧接着的几项比赛中，包括我们更为担心的比赛项目，结束动作都做得十分精彩漂亮，伤膝没有发现异常动作，两项比赛均获得最高分！

这一天的几场比赛是患者在伤后47小时就参加的团体比赛，首战成功，取得了决赛权，团队士气大振！教练第一个上来与笔者握手，一再表示感谢！

三诊（9月16日）：

赛后，患者已有些跛行。笔者与队医很快检查到：患者左膝内上方肿胀，髌骨内上缘区有明显压痛，有摩擦音。我们立即为其行冰敷包扎加压处理。饭后再行冰敷一次，外敷中药加压包扎，并嘱其休息。内服、外敷用药同前。当天晚上再行冰敷两次。用超声波理疗。继续内服中药，外加压包扎处理。

经过一天多的治疗和赛后调整，患者的伤情稳定，体能恢复良好。笔者和教练对其训练进行了严格的监控。上午教练只为患者安排了一些针对性的热身训练。

当天晚上7点，各项决赛陆续开始。患者的比赛表现很好，打破了自己创造的历史最好成绩。

四诊（9月17日）：

为保证患者等主将取得更好成绩，除积极治疗伤病外，笔者还给予患者恢复体能的食物治疗：人参黄芪汤＋葡萄糖＋维生素C＋盐（混合液），能量棒、果冻等。除早、中、晚服用外，在比赛前1个半小时服，比赛中频服。笔者和教练对患者的训练进行了严格的监控。

9月18日晚上7点30分，患者进入单项决赛，其伤病治疗和体能恢复同前。

9月20日晚，患者在另一场比赛中发挥出色，为集体夺得了第一块金牌。

9月21日下午3点，在单项决赛中，患者不畏强对手，心态平静，精彩动作不断，最后以高难度动作结束，全场都欢呼起来！该运动员再次获得了该项目金牌！

此外，另一位运动员于当年6月在训练中拉伤右小腿外上方腓肠肌深层筋肉，一直未愈，于18日决赛时再次受伤。查体，局部伤情不严重，我们对他同样给予了精心治疗。用舒活酊（"郑氏舒活酊"简称，全书同）涂搽以舒筋活络，加电针和超声波治疗。之后，笔者采用了手法整复伤筋，外敷中药，弹力绷带适当加压等治疗，进行体能恢复训练并控制训练强度，愈后良好。

按语：

患者在左膝急性损伤后47小时就参加了一系列比赛，并取得优异成绩，令人惊叹！除了跟患者本身的身体素质和心理素质密切相关外，也离不开医者和教练切实的伤病防治保障工作。治疗体会如下：

1. 现场急救正确诊断和处理十分重要，防止肿胀、止痛，整复关节错缝和伤筋为则是关键。医者及时采用了间断性冰敷、加压制动、整复手法以及内服、外敷药物等治疗。

2. 随时观察分析患者伤情，辨证施治，以不加重损伤为则。

3. 精心治伤和心理治疗紧密结合，医患配合好。

4. 与教练紧密配合，全程监控患者作息训练，在正确使用支持带、弹力绷带固定下进行主动活动并参加比赛。

◎ 医案4-1-2　颈腰背肌筋膜炎，右肩袖损伤，双膝髌骨劳损，左膝二分髌骨，肱二头肌长腱损伤、右腰臀肌劳损、髂胫束挛缩综合征

××，女，26岁，运动员

初诊时间：2008年5月9日。

现病史：患者因长期大强度体能训练，发生颈肩腰背痛牵及双膝疼痛已六年。为了迎接国际重大比赛，教练员加大了训练强度，加之改用新的训练设备，使患者近月来颈肩腰背痛牵及臀部、双膝，疼痛加重。笔者接到来函，前往训练基地为患者诊治。

既往史：无明显急性伤史。

专科检查：患者颈脊旁有压痛，颈背筋肉发紧。提肩胛肌和肩胛骨内上角区筋腱呈条索状，触及有筋腱响声，有明显压痛。颈后伸、旋转时痛，有筋肉牵扯感，以右侧为甚，诉摇帆时疼痛。右肩峰下压痛，肱二头肌长腱压痛。肩外展60°～120°时痛，大于120°时不痛，后伸时内旋痛。右腰、臀部外侧筋肉筋膜有明显条索状。髂胫束轻度挛缩，压痛明显，疼痛涉及膝部外侧。腰4、腰5棘旁右侧有深压痛。腰屈伸功能基本正常。

双膝无明显肿胀，磨髌试验（＋），有明显捻发音。左髌骨外上方有明显压痛。半蹲时痛。

DR检查显示：左膝二分髌骨，无明显分离。

诊断：

1. 颈腰背肌筋膜炎。

2. 右肩袖损伤。

3. 双膝髌骨劳损。

4. 左膝二分髌骨。

5. 肱二头肌长腱损伤、右腰臀肌劳损、髂胫束挛缩综合征。

治疗：

1. 明确诊断，制订出具体的治疗方案。患者颈肩腰背痛牵及臀部、双膝时重时轻，与训练强度明显有关，与天气变化也有关系。笔者亲自示范、监控，指导队医执行。对患者坚持实施训练前后的手法治疗和牵张练习。配合针灸、中药和理疗等治疗。

2. 训练监控　嘱患者加强颈肩背肌肉力量训练，以静力性抗阻练习为主；坚持在训练前、后做筋肉的牵张练习和放松练习；控制膝关节过度负荷和下蹲活动，在护膝或弹力支持带保护下进行体能训练。

3. 手法治疗　患者取坐姿或卧位，配合舒活酊涂搽行手法按摩，时间30分钟左右。

（1）颈肩背部：医者用拇指掐压、推压患者枕骨缘筋肉附着处数次，再行推压、揉、捏、提拿颈肩背部筋肉，提拿肩三对，弹拨背部条索状筋腱数次。在伤侧筋肉牵张体位下，用拇指和掌根顺筋平推及推压痉挛条索状筋肉筋腱。指针风池、天柱、项根、肩髃、肩井、阿是穴，行中强度刺激。（注意：不宜在肱二头肌长腱处做重力弹拨手法。）

（2）右腰臀部：在牵张体位下，医者用拇指和掌根做揉、推压等手法，配合叩击、摩擦手法，以舒筋解痉、通络止痛。

4. 针灸/理疗　医者取变性、条索状筋肉、筋腱痛点为针刺点。针刺时，顺筋腱斜刺，行中强度刺激，留针20分钟，同时用TDP治疗仪照射治疗。超声波0.7~1 W/cm^2，理疗10~15分钟。

5. 用药　外贴丁桂活络膏。内服血藤当归胶囊3粒/次，一日3次；制香片4片/次，一日3次；维生素E100 mg/次，一日1次；维生素C200 mg/次，一日3次。

经过三个多月的治疗，保证了该运动员在训练监控下进行正常训练。该运动员在当年的国际重大比赛上夺得了金牌，实现了中国该项目金牌"零"的突破。

按语：

帆板运动是借助风帆力量，通过运动员用双足控制帆板，双手操纵帆杆，使阀板产生速度在水面上快速行驶的一项运动。在长期大强度的训练中，运动员易发生各关节部位的劳损和筋肉劳损。加之本项目训练的特点是长期在海上风浪中进行，故易复感海上风寒湿外邪和紫外线照射的侵袭，使运动员易产生筋脉不舒、络脉瘀阻、痹阻而长期不愈。因此，在治疗中当以理筋解痉、舒筋活血、通络、祛痹止痛为则；采用手法、电针、用药和理疗等综合治疗，配合牵张练习和力量训练，加强疲劳恢复和防护工作，才能保证运动员的正常训练。

◎ **医案4-1-3 右腕桡屈肌腱劳损，右腕关节劳损、结构不良**

××，男，18岁，运动员

初诊时间： 2011年8月27日。

现病史： 患者右手腕在倒立支撑、跳水压水花训练过多后出现疼痛，已持续一个多月，经队医治疗有所减轻，但明显影响训练。笔者受嘱前往训练基地为患者诊治。

专科检查： 患者右手桡屈腕腱增粗变性，时发关节卡住刺痛。在弹力支持带固定下运动或施加手捏、推压筋腱手法时，疼痛可减轻。腕关节掌侧有压痛和过度支撑痛。局部轻度肿胀。手指握力较好，无手指麻木症状。

DR检查显示： 右手桡骨远端骨骺发育不良，致下尺桡关节轻度纵移，关节面欠光滑，月骨、舟骨较小。

诊断：

1. 右腕桡屈肌腱劳损。

2. 右腕关节劳损、结构不良。

治疗：

1. 训练监控　适当控制患者倒立支撑和压水花的过度训练。

2. 手法治疗　医者用舒活酊外搽患处，做捏、推压、提拿腕桡屈腕筋肉、肌腱约15分钟。

3. 理疗　超声波1 W/cm^2，每次治疗10～12分钟，每日2次。

4. 用药　局部外敷新伤消肿散，以活血通络、消肿止痛。祛风寒湿洗药加半夏15 g，醋200 g熏洗伤部，每日1次，以活血通络。

5. 患者使用原支持带固定时，在训练中有不舒适感，易滑脱。后改为一条支持带在一头开孔，穿过拇指，沿受伤肌腱方向固定；用横向包扎的支持带在超腕横纹1～2 cm处固定；再用弹力支持带在前臂远端环绕2～3圈后包扎固定。

二诊随访（半月后）：

经上述半个多月的治疗和指导治疗，队医来电告知，患者的损伤肌腱已不痛，训练已恢复正常。

按语：

仔细分析患者受伤的原因，仔细分析影像资料并做出正确诊断和治疗，特别是要求患者在训练中，要采用正确的方法用支持带固定患处，这对受伤部位的保护和康复有重要作用。

◎ **医案4-1-4　右肩撞击损伤综合征，右肱二头肌长头腱损伤**

××，男，19岁，运动员

初诊时间： 2012年6月22日。

现病史： 2012年8月国际比赛临近，患者训练强度加大。近月来，患者右肩疼痛复发渐重，影响正常训练。笔者受嘱前往为患者诊治。

既往史： 患者右肩在训练中发生伤痛一年多，曾治愈。

专科检查： 患者右肩峰下外方、前方压痛明显。上臂过度上举或做内旋压水花动作时感到疼痛。晨起和开始训练时有刺痛感，活动开了有所减轻。

MRI检查显示： 右肩关节轻度积液，冈上肌腱显影异常，肱骨大结节有轻度骨髓水肿。

诊断：

1. 右肩撞击损伤综合征。

2. 右肱二头肌长头腱损伤。

治疗：

1. 训练监控　控制患者右上臂过度上举和内旋压水花技术动作的强度，以减轻伤痛反复，避免加重损伤。

2. 手法治疗　重点对肩关节周围的筋肉行提拿、推揉、叩击等手法。指针肩髃、肩贞、臂臑、曲池等穴位，以舒经活血、通络止痛。

3. 针灸/理疗　电针对肩髃、阿是穴行中强度刺激，共两组，留针20分钟，同时用TDP治疗仪照射治疗。压痛区做超声波治疗。

4. 用药　用活血散瘀洗药熏洗。

5. 功能锻炼　嘱患者加强三角肌、胸大肌、肱二头肌肌力练习，以增强肩关节的稳定性，以静力性抗阻练习为主。

二诊（6月23日）：

在右肩前侧、外侧压痛点行封闭术治疗：倍他米松注射液5 mg，0.5%利多卡因注射液5 ml。

三诊（7月23日）：

经过一个月的手法、中药、电针和理疗等治疗（同初诊），患者的右肩伤痛有很大好转，已恢复正常训练。该运动员于8月参加国际比赛，获得该项比赛银牌。

> **按语：**
>
> 肩关节撞击损伤综合征，是较难治愈和康复的一种运动伤病。在治疗
> 中，我们首先对运动员的受伤原因进行分析。其次与教练紧密配合，加强患
> 者伤肩肌力的训练。取得疗效较好的关键方法是：严格控制对患者有损伤的
> 技术动作；控制运动量和强度；坚持每天采取手法、中药、电针、超声波，
> 外加一次性封闭术等综合性治疗。这些治疗和功能锻炼对运动员的伤病康复
> 起到了主要作用。

◎ 医案4-1-5　左跟腱腱炎、变性，左跟腱腱围炎，左踝关节创伤性关节炎

×××，女，26岁，运动员

初诊时间：2009年4月5日。

现病史：患者在训练中左跟腱拉伤一年多，三个月前训练时左跟腱
再次急性拉伤。当时出现肿胀疼痛，渐重。经队医用中药、针灸、手法
等治疗后疗效不佳，跟腱仍感疼痛，明显影响训练，特到笔者处诊治。

专科检查：患者无明显跛行。左跟腱附着处4～7 cm区轻度增粗，
肿胀，表面可触及小结节。跟腱内、外侧缘和结节区有明显压痛，无明
显捻发音，皮温不高。胫后肌腱有压痛，跖屈抗阻痛，起踵痛，牵拉不
痛。开始训练和训练完后有明显疼痛加重，患者不能完全深蹲。踝关节
无明显症状体征。

MRI检查显示：左跟腱（结节上）4～5 cm处TW2有1 cm长高信号
影，跟腱略增粗。胫骨后唇轻度增生变尖，距骨关节软骨轻度退变，骨

脱水肿，踝关节轻度积液。

诊断：

1. 左跟腱腱炎、变性。

2. 左跟腱腱围炎。

3. 左踝关节创伤性关节炎。

治疗：

针对患者跟腱伤痛病区和治疗难度，笔者与主教练紧密配合，制订出不加重损伤，促进康复的训练计划和治疗方案。

1. 训练监控　严格控制跑、跳训练强度，以预防伤病为主、采取积极有效的治疗方案，是本病治疗的基本原则和关键所在。

（1）训练前：患者应进行充分的准备活动，行髋、膝、踝关节的柔韧性练习，另外重点做双小腿三头肌筋肉柔韧性的牵张练习，并配合手法治疗。

（2）训练中：患者在跟腱肌贴布、粘膏支持带的保护下进行训练。特别注意在适当跖屈位支持带的正确固定包扎方法。除固定跟腱外，还应使用支持带将踝关节包扎3～4圈后固定。以增强下肢肌肉力量的练习和训练为主。

（3）训练后：应立即对伤痛部位进行冰敷治疗10分钟左右。

2. 手法治疗　在跟腱压痛点（区）不宜做弹拨、提拿等强刺激手法，宜用拇指、食指轻捏、平推等理筋手法。在小腿三头肌、腱腹处多做捏、揉捏、推压、提拿等手法。胫骨后肌行推压手法。指针委中、承山、阳陵泉、绝骨、三阴交、太冲等穴。提拿无痛区、跟腱和膝后侧筋腱。

3. 针灸　电针取阿是穴斜刺，不宜过度提、插、捻转；取穴承山、昆仑、阳陵泉、绝骨，留针15分钟。用TDP治疗仪照射治疗。

4. 理疗　低功率超声波或微波治疗，每次10分钟左右。

5. 用药

（1）外敷：疼痛重时，用二黄新伤止痛软膏加大黄、黄柏；疼痛轻时，另加红花、血通、赤芍、川牛膝。用蜂蜜水调和外敷半天。

（2）中药汤剂：白芍15 g，怀牛膝30 g，川牛膝10 g，木瓜10 g，丹参12 g，川芎12 g，加糖，每日1剂，分3次服。

注：一般在晚上给患者做中医手法、针灸和理疗等治疗。因踝关节无症状，未做特殊处理。

经过以上治疗，基本保证了患者的正常训练，但跑跳度大了，伤筋处仍有疼痛感。

2009年10月，因临近国内大赛，笔者与主教练特地为患者制订了训练和治疗计划如下：

1. 运动监控　每周逐渐加大跑步速度训练和足踝力量训练。不宜过度对小腿三头肌筋腱进行牵张练习，以静力和动力性结合的牵张练习为主。并坚持在疾跑训练后进行冰敷治疗。

2. 手法治疗　增加小腿筋肉放松治疗时间。在跟腱增粗处行捏、提拿、平推手法，时间5分钟左右；若无疼痛加重等异常反应，则手法治疗可行8～10分钟。要求提拿手法强度不宜过大。指针点穴同初诊。

3. 理疗　局部用超声波治疗。

4. 用药

（1）外敷：因患者一直带伤训练，故宜坚持外敷新伤消肿散加红花、川牛膝、血通。后两周疼痛减轻后，加扶他林外敷。

（2）中药汤剂：在初诊中药原方中加入人参10 g，当归12 g，续断15 g，炙甘草4 g。仙灵脾20 g。每日1剂，分3次服。

10月10日，因临近比赛，教练加大了训练强度，患者左跟腱伤处疼痛加重，压痛明显。在腱围痛点区行封闭术1次：倍他米松注射液5 mg，0.5%利多卡因注射液4 ml。内服扶他林50 mg/次，一日2次。外敷二黄新伤止痛软膏加扶他林。

10月13日，教练加大了患者的运动训练强度，400 m跑56秒，伤处略有疼痛。

10月15日，患者伤处无疼痛反应。

10月17日，上午在患者左跟腱后外侧压痛处再行封闭治疗一次，用药同前，只注射前药量的1/2药液。

10月22日至10月26日，该运动员以极好的状态参加了国内大赛决赛，获得两金、一银的优异成绩。

按语：

患者经过半年多的精心治疗和训练监控，在国内大赛上夺得了两金、一银的优异成绩，这在中国田径史是十分少见的。笔者积极与主教练、队医紧密配合，制订了严密的科学训练计划和治疗方案；随时与其保持电话联系，对患者伤病采取了正确有效的治疗措施。保证了患者在带伤训练的情况下，仍然保持很高的运动水平，其伤病也恢复到了令人十分满意的效果。

◎ 医案4-1-6　右大腿腘绳肌腱拉伤，左内收大肌、半腱肌损伤

××，男，27岁，运动员

初诊时间： 2017年4月2日。

现病史： 患者在跳高训练中右大腿后内侧筋肉曾多次拉伤，近半月前在训练中再次拉伤。根据主教练、队医描述的受伤原因、症状和体征，会诊诊断为右大腿腘绳肌拉伤，并让笔者提出治疗方案。

专科检查： 患者右大腿后内侧肌肉发紧，在腘绳肌腱区有条索状硬条，压痛明显，内收肌区有压痛。肌肉抗阻试验（＋），患者不能进行疾跑和剧烈跳跃活动。

诊断：

右大腿腘绳肌腱拉伤。

治疗：

1. 训练监控　笔者与主教练紧密配合，严格对患者训练进行监控，以避免再次拉伤加重伤情。要求半月内暂不宜做强力收缩右大腿腘绳肌的专项训练和过度牵拉伤肌的练习，训练时必须在肌贴布和弹力支持带保护下进行。执行针灸、用药等治疗。

2. 针灸/理疗　局部电针治疗：以阿是穴为主，中强度刺激20分钟，用TDP治疗仪照射治疗。超声波0.7～0.8 W/cm^2，理疗10～15分钟，每日1次。

3. 用药　外敷二黄新伤止痛软膏、新伤消肿散，用蜂蜜水调敷。内服创伤宁（原名：创伤消肿片）、三七粉，一日3次。

4. 局部伤痛点，不宜用重手法按摩。

5. 冰敷　每天训练结束后，局部行冰敷治疗，10～15分钟。

按以上治疗方案治疗后，患者的伤痛得到了快速缓解，效果很令人满意。从4月24日开始，患者10天内连续参加了三次国际、国内大赛，获得亚洲该项目大奖赛第一名。大赛结束，教练员来电，表示"非常感谢！"

患者连续三次参加大赛后，伤腿还是有疼痛反应。继续治疗同前。患者在5月16日又参加了济南比赛，虽未发生急性拉伤，但明显感到伤痛加重。之后调养了一个月，没有进行专项技术训练，其他训练照常。6月16日，患者在做专项技术模仿练习时，突然感觉在原伤处又拉伤了。经调整训练和治疗半个月，患者自诉伤病已康复了八九成。

二诊（6月29日）：

因患者一直带伤训练，6月底，另一部位又发生了拉伤。笔者再次为其诊治。

MRI检查显示（某市医院片）：左侧大收肌及半腱肌内可见斑片状T1-W1低、T2-W1高信号影，边缘模糊。股骨及周围软组织结构形态正常。诊断意见：左侧大收肌及半腱肌内多发异常信号，不排除外肌肉拉伤表现。

诊断：

左内收大肌，半腱肌损伤。

治疗：

1. 训练监控　患者训练必须在肌贴布和弹力支持带保护下进行，不宜做强力收缩和过度牵拉伤肌的活动。

2. 针灸/理疗　取阿是穴和条索状硬条区，用电针治疗20分钟，用TDP治疗仪照射治疗。超声波理疗同前。

3. 用药　局部外敷二黄新伤止痛软膏、新伤消肿散，用蜂蜜水调敷。遵医嘱内服创伤宁、三七粉；扶他林50 mg/次，一日2次。

4. 封闭治疗　行痛点封闭治疗1次：倍他米松注射液10 mg，0.5%利多卡因注射液8 ml。

7月4日，患者每天坚持用我院（四川省骨科医院，下同）活血散瘀洗药熏洗。电针、内服中药和超声波理疗同前。笔者要求教练严格控制患者专项技术训练，不得操之过急。7月21日，患者从1.90 m开始恢复专项训练。

8月初，在恢复训练中，患者有时感到伤腿肌肉发紧。笔者建议行手法治疗，以提拿、捏、推压等手法为主，配合指针委中、阴陵泉、阳陵泉、血海等穴位。电针治疗同前。若伤处疼痛明显，则用冰敷治疗。

经过以上治疗，患者于国内大赛前半个月开始在肌贴布支持带保护下进行专项训练。患者于9月3日参加资格赛，顺利进入了第二天晚上的决赛。但在资格赛中，每当跳完一跳，患者大腿内收肌伤处都有反应。笔者电告教练："告诉运动员奋力拼搏！这种疼痛反应属于伤后恢复的正常反应，不必焦虑、紧张！今晚冰敷一次，外敷新伤消肿散，内服创伤宁和扶他林。"

9月4日晚患者顺利地参加了决赛，跳过了2.27 m，取得了优良的成绩！也证明了伤腿在治疗后没有出现问题。

> **按语：**
>
> 　　大腿腘绳肌腱、内收大肌拉伤是一种较常见的运动损伤，常见于短跑、跨栏、跳跃等田径项目。本案患者一年多来患处多次反复拉伤，给训练带来很大影响，给治疗带来一定难度。笔者与教练员紧密配合，对患者的训练强度严格进行监控，防止损伤加重。在治疗中，每次拉伤都按新伤处理，这点十分重要。我们采取了"边治疗、边训练"和"防治结合"的治则，对伤处不用强刺激的手法治疗；运用中药、电针和理疗结合的治法，让患者的伤痛得到了较满意的康复，使运动员在之后的国际和国内比赛中取得了骄人的成绩。

◎ 医案4-1-7　左膝创伤性股骨外髁、髌骨骨软骨炎，左膝内、外侧半月板碎裂伤

　　×××，女，32岁，运动员

　　初诊时间： 1993年5月上旬。

　　现病史： 患者于两个月前在训练中致左膝关节急性扭挫伤，肿痛较严重，在训练中伤膝肿痛加重。经北京、沈阳等地中西医诊疗以及小针刀等治疗，效果不佳。患者下蹲困难，严重影响运动训练。因患者方不同意手术治疗，由运动队政委亲自带患者来我院进行诊治。笔者任三人专家诊疗组组长。

　　专科检查： 患者左膝轻度肿胀，积水。压磨髌试验（＋），有明显捻发音，髌尖区压痛。膝内外侧间隙压痛，麦氏征（＋），以外侧为甚。半蹲、深蹲时痛。伸膝抗阻试验（－），抽屉试验（－）。大腿股四头肌明显萎缩，无跛行。

　　DR/MRI检查显示： 左膝股骨外髁滑车骨软骨、髌骨骨软骨退变损

伤，内外侧半月板碎裂，外侧为甚。

诊断：

1. 左膝创伤性股骨外髁、髌骨骨软骨炎。

2. 左膝内、外侧半月板碎裂伤。

治疗：

专家组杨礼淑医师亲自到患者驻地为其治疗，笔者多次前往会诊。

1. 训练监控　专家诊疗组与教练员紧密配合，严格监控患者训练。患者在弹力支持带保护下加强体能训练，暂不做负重下蹲练习和滑冰练习。加强股四头肌、腘绳肌肌力的抗阻练习；以等张收缩（静力性）练习为主，如伸膝抗阻、直腿抬高、无痛角度站桩、夹球等练习；在站立位做前弯腰牵张下肢后侧筋肉的练习，根据患者的伤膝反应情况逐渐加量。以上训练和功能锻炼，都以伤膝无明显疼痛为度，逐渐加量进行。

2. 手法治疗　每日1～2次。外用舒活酊涂搽，医者以揉、捏、提拿、推压、搓等手法对患者伤肢大腿、小腿筋肉行按摩，以舒筋解痉、活血通络。指针伏兔、足三里、阴陵泉、阳陵泉、委中、承山等穴位，以通络镇痛。

3. 针灸/理疗　以局部取穴为主，电针对阿是穴、伏兔、足三里、膝阳关、阳陵泉、血海、阴陵泉等行中强度刺激，留针30分钟，用TDP治疗仪照射治疗。在每天训练时，患者还自己行痛处皮内针治疗。训练完后行冰敷一次。

4. 按摩治疗　指导一位女队员每天为患者进行1～2次筋肉放松：按摩腰、臀和左下肢筋肉；以按压、推压、揉搓和足踩法为主，时间为1个小时以上。

5. 外敷　晚上外敷二黄新伤止痛软膏和新伤消肿散，用蜂蜜水调敷，药量根据每天训练后伤处肿痛情况进行加减。

6. 药膳　从1993年6月1日起，每天服用，以增强体能。如下：

（1）药膳1：黄芪15 g，当归9 g，枸杞（宁夏枸杞）15 g，人参12 g，丹参9 g，以上中药为一服。一服中药加乌骨鸡半只500～1 000 g（1～2斤），甲鱼500 g（1斤），羊肉250 g（半斤）同炖，再加干姜或胡椒适量。

（2）药膳2：乌枣250 g，苡仁200 g，莲子150 g，百合100 g，淮山药250 g，每药单包，每天适量，与黑米、糯米、红糖熬粥服用。

经以上方案治疗共两个多月，患者左膝伤痛明显康复，关节已不肿痛，并基本恢复了正常训练，能下蹲举起杠铃达60 kg。其后，患者前往某国训练，由队医随同。

在某国训练中，患者左膝再度积水，肿痛，严重影响了训练。经MRI检查，病情有所加重，关节腔内有关节软骨脱落和半月板碎裂的游离体。于8月4日下午4点在某国进行了关节镜下清理术和软骨下骨钻孔减压术，共取出4块大小不等的软骨游离体。

8月11日笔者接到电传，称：患者术后出现关节肿大，要笔者提出术后康复意见。意见如下：

1. 建议为患者行膝关节穿刺抽出积液，适当棉垫加压包扎制动3～5天。密切观察伤膝有无发热、红肿加重情况，以防止关节感染发生。

2. 不同意某国医院方提出的"在患者膝部肿大的情况下做伤膝屈伸功能锻炼的方案"，而建议做伸膝位股四头肌静力性抗阻练习和直腿抬高等练习；可扶拐下床行走，控制膝关节屈伸角度过大的活动；暂不宜做下蹲和上下楼梯的运动。

3. 主张患者积极在当地进行理疗等康复治疗。

经过上述方案一个多月的治疗，患者的左膝伤情有明显好转。专家诊疗组与教练、队医、患者密切联系，要求患者在膝支持带的保护下进行训练。主要加强大腿伸屈肌、内收肌群肌力的练习，注意不做会引起疼痛较剧烈的半蹲体位的运动，逐渐恢复专项技术训练。患者以顽强拼搏的精神，经过刻苦训练，1994年1月在国际大赛上夺得了银牌，取得了骄人的成绩。

按语：

本案例患者由于长期大强度训练和从事专项运动的特点，使其左膝关节劳损。加之一次外伤，使得左膝发生了严重的髌骨、股骨外髁滑车骨软骨损伤、剥脱和内外侧半月板（主要是外侧半月板）碎裂伤。这种膝外伤是此类创伤中最严重和最难治疗的运动创伤。因我所（指"国家体委成都运动创伤研究所"）的专长是对运动创伤的疑难病证进行研究诊治，理当责无旁贷。经过我所专家组的精心治疗，最终使患者康复并重返赛场，在国际赛场上获得了骄人成绩，笔者作为一名运动创伤科研医务工作者，甚感殊荣和欣慰。

◎ 医案4-1-8 急性左膝内侧副韧带断裂伤，股骨外髁骨挫伤

×××，男，31岁，运动员

初诊时间： 2016年3月25日。

现病史： 患者于2016年3月18日在国内大赛的总决赛中被对手撞击左腿部倒地致伤，队医立行RICE（冰敷加压制动抬高）处理。患者自诉："当时感到左膝剧痛，关节松弛摇摆。"次日送至本市某医院行MRI检查，诊断为：左膝内侧副韧带撕裂。行膝外固定支具固定。队医以冰敷、激活肌肉电疗为主，制动休息。于3月25日上午由队医送来我院诊治。

专科检查： 患者左膝用外固定支具固定，拄双拐单腿行走前来就诊。左膝轻度肿胀，皮色不红。积液诱发试验（＋）。左膝内侧副韧带在股骨内髁附着处和关节间隙部压痛明显，其韧带不平整。左股骨外髁有明显压痛。内侧副韧带分离试验（＋＋＋），有明显开口感，关节内侧失稳。左膝部主动屈伸功能明显受限，不能站立、行走。

MRI检查显示（本市某医院）：左膝内侧副韧带深层和股骨内髁附着处撕裂，韧带显示模糊，股骨外髁骨髓水肿，关节有明显积液，前叉韧带无断裂。

诊断：

1. 急性左膝内侧副韧带断裂伤。

2. 股骨外髁骨挫伤。

治疗：

经仔细检查临床症状、体征和MRI摄片分析，因前叉韧带未断裂，故不考虑摄片医院的手术治疗建议，而采用中医治疗方案为宜。

1. 手法治疗

（1）首先整复关节错缝和韧带断裂：指针左下肢，穴位伏兔、足三里、阳陵泉、血海、阴陵泉等穴位，以通络解痉止痛。在助手帮助下，术者双手握持患者胫骨上端做轻柔牵拉，屈伸其膝关节，以整复关节错缝。行手法时不得做膝关节外翻的牵拉屈伸动作。

（2）其次在患者伤膝半屈位，术者用双拇指顺内侧副韧带走行方向，由下向上平推伤筋，反复两次，以整复断裂韧带。行整复手法后检查伤处韧带是否平整，并在断裂处轻柔用力推压数秒钟。

2. 用药

（1）外敷：用弹力绷带加压包扎制动，以达到活血散瘀、消肿止痛，促进修复之目的。外敷二黄新伤止痛软膏加新伤消肿散，用蜂蜜水调和，摊于六层纱布之上，敷于膝部两侧伤处，再用弹力绷带适当加压包扎固定。

（2）内服：遵医嘱服用七味三七口服液、创伤宁。

3. 功能锻炼 继续用膝外固定支具0°～10°固定伤肢制动一个月。在外固定支具固定下，患者伤肢可行直腿抬高练习，做股四头肌静力收缩练习和足踝部屈伸等活动。

患者其后到北京进行康复训练治疗，仍以恢复萎缩的腿部肌肉训练为主。患者伤膝在支持带、弹力绷带固定下逐渐过渡到脱离支持带的正常跑跳训练，最后进行专项训练。中、后期主要以手法、推拿、超声波等治疗为主。

患者经过四个多月的康复治疗，左膝伤病恢复良好，完全能进行正常的训练，没有影响整个赛事。在国内大赛赛季，患者作为四川某运动队的首发主力，与运动队队友一道进入了赛季四强。患者的伤膝无异常，反应良好。

按语：

本案例是一例严重的左膝内侧副韧带断裂伤及股骨外髁骨挫伤。对于这类伤病，一般情况下，医生都主张手术治疗。在对患者的伤病进行仔细分析后，笔者主张用中医治疗方法行之。鼓励患者积极配合进行肌力练习，理疗等康复治疗，在短短的四个多月就完全恢复了正常训练。患者作为该队主力，持续参加了多个赛季的比赛且伤病愈后反应良好。

笔者认为取得成功关键是：

1. 早期的现场急救处理，避免了患者伤处组织继续出血和损伤加重。

2. 对断裂韧带进行手法整复，并配合中药内服外敷治疗，对断裂韧带的修复有重要作用。

3. 中后期让患者进行积极的肌肉力量训练及康复治疗，对伤病功能恢复起到了重要作用。

笔者几十年疗伤的经验体会是：骨折脱位伤须正确整复，而筋伤更须及时正确地整复，这对关节伤病的康复具有十分重要的作用。特将本案严重筋伤的整复方法记述于此。

◎ 医案4-1-9 左股四头肌拉伤，左臀外侧、髂胫束肌筋膜炎，左髋关节滑膜炎，腰椎间盘变性膨出（陈旧伤）

×××，女，24岁，运动员

初诊时间：2008年7月18日下午1点。

现病史：患者参加国际比赛前后出现左髋及大腿疼痛约一个月，此次赛后因伤痛，一直不能进行正常训练。期间，运动中心专门请某国著名足球队的队医为患者治疗一个月。采用了针刺、手法、理疗及腰外侧、大腿内下部刺络放血等治疗，疗效不明显。之后又请体能训练教练给予患者牵张练习和针刺等治疗，因诊断未能清楚，所以疗效不明显。7月18日，笔者受嘱前往患者训练基地会诊治疗。

专科检查：患者左股四头肌腱（髂前上棘前内下方）有约5 cm长条索状硬条，轻压时疼痛明显。股四头肌中下段有压痛。患者自诉，在比赛中感觉此处和膝前部疼痛。直腿抬高试验<45°时疼痛；而>45°时痛减或不痛。伸膝时抗阻痛。左下腹髂腰肌走行区有轻压痛，左腹股沟中点压痛不明显，但髋部过屈时有疼痛。"4"字试验（－）。压磨髌试验（－），无摩擦捻发音，髌骨周围无压痛。俯卧位，做股神经牵张试验（－）。侧卧位，左臀外侧髂胫束紧张度增高，臀中肌、梨状肌压痛明显。腰4、腰5棘旁筋肉发紧，有压痛。腰过度前弯后伸疼痛明显。

CT检查显示：腰4~5、腰5~骶1椎间盘变性轻度膨出。

诊断：

1. 左股四头肌拉伤。

2. 左臀外侧、髂胫束肌筋膜炎。

3. 左髋关节滑膜炎。

4. 腰椎间盘变性膨出（陈旧伤）。

治疗：

1. 应进一步做左髋MRI检查，以排除左髋滑膜炎和有无积水的情况，以利后续治疗。

2. 训练监控　与教练员、队医和患者详细交换了诊疗意见，并制订了具体治疗方案，对患者训练进行严格监控。

3. 手法治疗（用舒活酊涂搽配合进行）

（1）腰部：患者俯卧位，腰腹部下垫枕呈牵张位，弹拨脊旁筋肉。医者推压、摇晃其脊柱数次。指针十椎旁、肾俞、关元俞、秩边、臀边、环跳穴。

（2）左臀外侧部：重复用双手拇指弹拨髂胫束压痛筋腱，在牵张体位下，按压、推压臀外侧筋肉。

（3）仰卧位：对左股四头肌中段、上段筋肉行提拿、推压等手法。

4. 针灸/理疗　取阿是穴、伏兔、足三里、膝阳关、阳陵泉穴，电针治疗。低功率超声波、微波理疗，每日1次。

5. 用药　三七胶囊3粒/次，一日3次；双氯芬酸钠缓释片50 mg/次，一日2次。

6. 功能锻炼　加强患者腰腹肌力量训练。暂不做剧烈跑跳和负重弯腰练习，所有训练在支持带保护下进行。

治疗次日，患者恢复了停训一个多月的训练且状况越来越好。半个月后，该运动员顺利地参加了国际重大比赛，获得了该项目的优异成绩。

按语：

由于该患者有多部位伤病，故医者需在临床仔细检查，做出正确的诊断和治疗，方能获得良效。笔者与教练、队医紧密配合，对患者带伤训练进行了科学监控，采取"边治疗，边训练"的原则，正确运用了中医手法、针灸、用药和理疗等综合性治疗，使患者在短期内参加了国际重大比赛并获得优异成绩。

◎ **医案4-1-10　右坐骨结节囊肿，右腘绳肌腱附着处劳损**

××，女，25岁，运动员

初诊时间： 2008年5月某日。

现病史： 患者右坐骨区在训练中疼痛约一个月，无明显伤史，队医行电针、理疗等处理后无明显效果。后由教练陪同来笔者处诊治。

专科检查： 患者右坐骨结节区有一2 cm×3 cm软组织肿胀，皮肤不红，可推动，无搏动感，局部有明显压痛。腘绳肌腱附着处有压痛。腘绳肌抗阻试验（＋）。

诊断：

1. 右坐骨结节囊肿。

2. 右腘绳肌腱附着处劳损。

治疗：

1. 封闭术　于痛点区行封闭治疗：倍他米松注射液5 mg，0.5%利多卡因注射液5 ml，伤者患侧在上，侧卧屈髋、屈膝位。用6号针头刺入囊壁。先推少许药液，把针尖当作小针刀，纵向切破囊壁，再将药液推入囊内。行封闭术后，术者用双拇指用力挤压囊肿，迫使囊内容物流出。

2. 行封闭术后，经检查，伤者患处压痛不明显，囊肿变小。

患者经治疗后已恢复正常训练。囊肿已无压痛，无明显肿痛症状。

按语：

坐骨结节囊肿易发生于赛艇、曲棍球及跳跃等项目的运动员。究其病因，笔者认为：该项目运动员坐骨结节与硬性坐垫反复摩擦挤压，加之在训练时由于腘绳肌收缩，导致坐骨结节附着处易劳损致伤。因结节囊壁较厚，一般针灸和冲击波、理疗等治疗效果不佳。所以，笔者采用封闭术加小针刀技术等治法进行减压、消肿，获得良效。如改进训练坐垫硬度，在训练时减少强度、循序渐进，也许是一种好办法。

◎ **医案4-1-11　急性右足外踝距腓前韧带、跟腓韧带撕裂伤，内踝撞击伤**

侯××，男，21岁，大学生

初诊时期： 2015年5月18日。

现病史： 患者于两天前打篮球跳起，右足踩在对方队员脚上扭伤，当即肿痛，不能站行，2小时后遂送来我院急诊。DR检查片示无骨折，急诊未作固定制动，只给予外敷二黄新伤止痛软膏，用绷带包扎伤处。今来笔者处诊治。

专科检查： 患者身材高大、体胖，拄双拐就诊。右踝全足肿大，青紫（＋＋＋）。足踝呈内翻，内旋跖屈位畸形。距腓前韧带处、踝尖区压痛明显，内踝前下方压痛，踝关节屈伸旋转功能明显受限。

DR检查显示： 未见明显骨折脱位。

诊断：

1. 急性右足外踝距腓前韧带、跟腓韧带撕裂伤。

2. 内踝撞击伤。

治疗：

1. **手法治疗** 首先，行手法整复关节错缝；其次，再整复受伤韧带。术者用舒活酊喷涂足踝和小腿下段，用双拇指沿阳明、少阳经筋弹拨按压，并行指针足三里、阳陵泉、太冲等穴位。在伤处周围，术者用拇指向心脏方向行推压手法，以解痉消肿镇痛。再令一助手双手握持住患者小腿下段，术者双手握持住患者跟骨和足部，在内翻内旋跖屈位做拔伸牵引；在牵引下再做踝外翻、背伸的整复手法，以纠正踝、距下关节的错缝。

行整复手法后，患者伤踝无畸形，呈中立位，可做踝屈伸活动。此时，术者再用拇指腹平推、整复撕裂的韧带，要求须按韧带解剖结构走行方向理筋复平为要。

2. **用药**

（1）外敷：二黄新伤止痛软膏和创伤消肿散调和后外敷，用弹力绷带和托板将伤踝包扎固定在踝关节中立外翻位。

（2）内服：遵医嘱七味三七口服液、创伤宁一周。

3. **功能锻炼** 嘱患者抬高伤肢制动休息。做伤肢直腿抬高、屈膝、蹬腿、踝背伸等活动。

二诊（5月25日）：

患者右足伤踝肿痛大消，踝屈伸活动较好。

处理：去除托板固定，在弹力绷带固定下下地活动。外敷、内服用药同前。用舒活酊涂搽患处行按摩。嘱患者加强伤肢功能锻炼并逐渐加量。

三诊（6月1日）：

患者右足踝肿已消，伤处有轻微压痛，行走时微痛，但不影响行走。

处理：外敷新伤消肿散。内服创伤宁半个月。外用活血散瘀洗药熏洗。行走与活动继续在弹力绷带固定下进行，直到跑跳不痛为止。

经以上一个半月的治疗，患者跑、跳时已不疼痛，右足踝伤痛康复良好。

按语：

从病因学和组织学损伤来看，本案例系较严重的踝关节扭错伤及韧带撕裂伤。患者伤后两天就诊时患处肿痛，青紫很严重。笔者根据伤因机制、病理生理，采用了逆受伤机制的手法整复关节错缝、整复撕裂伤筋，并采用内服、外用药，加压包扎制动和功能锻炼等治疗，在短期内取得了十分满意的疗效。

此类踝关节扭错伤十分常见，诊断时极易漏诊、误诊。如治疗中未对伤筋和关节错缝进行整复，只做一般的冰敷加压包扎或中药外敷等处理，可能使得患者踝伤长期遗留肿胀疼痛和关节失稳等症状。

笔者几十年治疗此类损伤甚多，体会是：由于足踝的解剖结构特点，较严重的踝关节扭错伤，其损伤的并不只是单一的一条韧带、一个关节或一种组织，而是内外踝、距下关节、距骨间关节或胫腓下联合等结构的复合损伤，甚者可能发生距骨骨软骨挫伤、骨折等。因此，在治疗上，不仅要矫正关节的错缝，还要整复撕裂或断裂的韧带，这点十分重要！尤其应尽早地防止伤处瘀青肿胀（瘀肿），施行消肿措施；必要的制动和患者积极主动的功能锻炼等，在中后期治疗中也很重要。

查阅中西医文献，对韧带撕裂伤的整复和具体整复方法还未见有报道。西医骨科目前只有完全断裂的重建术治疗法。对此，笔者在其他的医著中早已论述过，望同仁们参考、践行之。

◎ 医案4-1-12 陈旧性右足外踝距腓前韧带撕裂伤、内踝撞击伤，右足距下关节（跗骨窦）损伤

刘××，男，19岁，学生

初诊时间： 2014年7月8日。

现病史： 患者于一个月前踢足球致右踝扭伤，当即肿痛，在当地诊治疗效不显，今前来门诊求治。

专科检查： 患者拄双拐悬伤足行走。右足内、外踝肿胀明显（＋＋），足踝呈跖屈位，不能屈伸。外踝距腓前韧带、跗骨窦区压痛明显，内踝前下方压痛。

MIR检查显示： 右踝关节和距下关节有轻度积液，未见有骨折。

诊断：

1. 陈旧性右足外踝距腓前韧带撕裂伤、内踝撞击伤。

2. 右足距下关节（跗骨窦）损伤。

治疗：

1. 手法治疗 整复关节错缝、整复韧带损伤（方法同医案4-1-11）。

2. 用药 外敷新伤消肿散。内服创伤宁（半月量）。用舒活酊涂搽按摩伤处。活血散瘀洗药5袋，熏洗伤处。

3. 功能锻炼 弹力绷带包扎、托板固定制动。做伤肢直腿抬高、屈膝、蹬腿和踝背伸等活动。

二诊（7月22日）：

右踝关节轻肿，疼痛大减，已能行走慢跑，伤处微痛。

处理：用药同前。在弹力绷带踝外翻固定下活动，可逐渐加量。

8月5日，局部瘀青、肿痛减轻，行走时伤处不痛，可以慢跑。

三诊（8月19日）：

右踝关节已无肿痛，患者自诉行走、跑步不痛了。

处理：继续外搽舒活酊并按摩患处周围。外贴丁桂活络膏。继续在弹力绷带固定下进行活动，直到跑跳不痛为止。嘱10天后复查。

按语：

从病因学诊断来看，本案例是右足外踝距腓前韧带撕裂伤一个月患者，就诊时拄双拐不能行走。笔者认为：此情况是伤处在早期未进行关节错缝和伤筋整复，制动过久所致。虽然患者病程已达一个月，笔者仍对其施行了整复理筋手法治疗。经过笔者41天治疗，患者踝关节无肿痛，行走跑步正常，取得了十分满意的疗效。虽然笔者告知患者10天后再来复查，但他未来复诊。

综上，本案例患者是伤后一个月来就诊，医案4-1-11是伤后两天肿痛严重来就诊，两人的伤病治疗都取得了良效。因此医案与伤后立即就诊进行现场RICE原则处理的患者有别，故纳入医案笔记中。

第二节　颈椎、腰椎间盘突出、脱出及椎间小关节损伤医案（12例）

◎ 医案4-2-1　腰5椎弓峡部裂，向前1°滑脱，腰椎间盘突出症

××，女，31岁，运动员

初诊时间： 2008年9月13日。

现病史： 患者腰骶部伤痛已有10年。因备战国内重大比赛，两天前，在训练中腰腿痛加重。经队医治疗效果不明显，严重影响后续训练，故在队医陪同下前来我院会诊治疗。

专科检查： 患者腰脊生理曲度变直，轻度侧弯，腰5棘突向左偏斜。腰4、腰5棘突呈阶梯状，可触及凹陷，有明显压痛、叩击痛。两侧臀部筋肉不对称，有压痛。左、右腿直腿抬高试验可达70°，有痛感。腰前屈时轻度受限，后伸痛较明显，功能受限。

DR/CT检查显示： 腰5椎弓峡部裂有分离小碎片，腰5椎体向前1°滑脱。腰5~骶1间隙全狭窄。腰5~骶1椎间盘突出。（医案4-2-1图示）

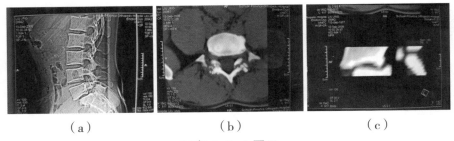

（a）　　　　　　　（b）　　　　　　　（c）

医案4-2-1图示

诊断：

1. 腰5椎弓峡部裂，向前1°滑脱。

2. 腰椎间盘突出症。

治疗：

1. 训练监控　医者与教练员紧密配合，严格控制患者训练强度，在弹力腰围保护下进行一定强度的力量训练。不做重负荷腰部练习，不做腰过度屈伸等活动，特别是严格控制不做腰过度后伸的活动，避免腰5向前滑脱加重。

2. 手法治疗

（1）患者俯卧，腹下垫枕，腰部呈牵张体位。医者用郑氏舒活酊涂搽在痛处，用双手拇指、掌根做推压、推揉、弹拨等手法，理筋松解其腰、背、臀部筋肉；再用拇指纵推脊柱、横推摇晃脊柱等手法整复脊椎。指针十椎旁、肾俞、关元俞、臀边、秩边、环跳、委中等穴，行提拿跟腱等手法，以达通络镇痛、减压和恢复腰背筋肉疲劳之目的。

（2）医者双手交叉，双手掌分别置于患者骶骨和腰3、腰4脊椎做分推脊柱、整复减压手法。施治时不宜行猛力做腰后伸和用侧扳等手法！

3. 针灸　取腰4、腰5夹脊穴、肾俞、关元俞、秩边、环跳穴，用电针配合TDP治疗仪照射治疗。

4. 用药　因患者腰痛加重两天，故局部外敷二黄新伤止痛软膏。内服创伤宁3片/次，一日3次；玄胡伤痛片4片/次，一日3次；双氯芬酸钠缓释胶囊50 mg/次，一日2次。

5. 功能锻炼

（1）嘱患者加强腰背肌和腹肌肌力的练习。在进行腰背肌力练习时，应俯卧位，腹下垫枕，腰部平直或抬高10~20°体位，以做静力性腰背肌收缩的练习为主，禁止过度伸腰。做静力性收缩练习，每次可做10~30秒钟，逐渐增加时间和练习次数。做腹肌练习时，不宜做仰卧起坐练习。在仰卧位做双下肢伸直抬高30°的收腹练习时，宜静力性和动力性运动交替进行。

（2）若有腰痛不适，患者可双手悬吊单杠或肋木做抬腿收腹练习

（这种练习是在腰重力牵引体位下的收腹练习），对伤病恢复，增强腹肌、屈髋肌力都有很好的作用。

6. 与队医积极配合，进行伤病和疲劳恢复的治疗和辅助治疗。嘱患者半月内暂不做正常训练。

经过以上治疗，患者的急性腰痛得到控制，并逐渐恢复了正常训练。其时的手法、针灸和理疗等治疗同前。用药为：外贴丁桂活络膏。遵医嘱适当内服壮骨腰痛丸、制香片等中药以及增强运动能力的补剂。

我们一直坚持与教练员、队医紧密配合，确保了该运动员的正常训练。经过不懈努力，该运动员在当年举办的国内大赛上夺得了该项目金牌。领导、教练、患者对我们的保驾工作深表感谢！

按语：

在中西医领域，治疗腰椎弓峡部裂向前1°滑脱合并腰椎间盘突出症这种伤病是十分困难的。患有此病的运动员能够带伤进行正常训练已是不易的事，要夺取金牌似乎更是一般人不可能想像的了。类似病案至今还未见有文献报道。

本案患者腰部伤痛已达10年，在年龄偏大的情况下又停训了一段时间，因参加国内大赛需要，患者复训参赛。其来我院时伤情较严重，诊断为腰5椎弓峡部裂，有明显分离，腰5向前1°滑脱，且腰5~骶1椎间隙完全狭窄，椎间盘突出。经笔者临床检查后分析，由于患者身体素质较好，运动水平和运动技能都较高，腰腹肌力较好，只要在训练中严格监控，积极防治，不加重腰伤和滑脱，就有可能带伤坚持训练，有夺取金牌的可能。

我们与教练员、队医紧密配合，严格监控患者训练，积极实施防治措施。在不加重患者腰伤的前提下，特别加强其腰腹肌力的练习，以增强其腰骶部脊柱的稳定性，保证了正常训练。由于当时患者腰骶部处于十分不稳定的状态，故在手法治疗时，医者不允许对患者做猛力后伸、扳腰和侧扳等手法，以确保患者腰部不加重损伤。

◎ 医案4-2-2 急性胸7~8左侧肋椎关节扭错伤合并肋间神经伤痛

××，男，24岁，运动员

初诊时间： 2011年8月27日。

现病史： 2011年8月26日上午10点，患者在训练中，先后空翻360°，再跳起做540°旋转空翻扭转时，突发背脊伤，当即剧痛，后渐重。经北京专家行封闭治疗效果不显。患者诉背痛彻前胸心脏，不能活动。笔者接电后于27日下午乘机赶往训练基地为患者诊治。

既往史： 患者双肩后筋肉（大、小圆肌，冈下肌）劳损。右第一、第二跖跗关节劳损，足弓下塌。腰痛七年，腰3峡部裂、骶1隐裂、腰5峡部裂，腰5轻度向前滑移。右小腿后外上筋肉（三头肌）陈旧性损伤。

专科检查： 患者呈弯腰体位，背不能伸，行动困难，痛苦面容，说话声音弱小。背部左高右低。胸7、8棘左旁压痛明显，脊旁筋肉痉挛，不能进行伸背和旋转活动。

诊断：

急性胸7~8左侧肋椎关节扭错伤合并肋间神经伤痛。

治疗：

1. 手法治疗

（1）患者胸下垫枕体位，医者用舒活酊涂搽伤处行解痉镇痛手法整复治疗。指针膈俞、肝胆俞、肾俞、秩边、委中、阳陵泉、太冲、内关等穴位。

（2）医者双拇指横推摇晃患者脊柱数次，再用一手拇指推挤其腰7右侧脊旁，同时另一手做扳患者左侧肩背向后伸旋转的整复手法。

（3）随后行脊背部筋肉推压手法和摇晃脊椎手法。指针膈俞，提拿肩三对。

（4）令患者做背伸活动，当即可直起腰，背胸痛大减，患者自诉疼痛减轻了70%。

2. 针灸/理疗　患者回驻地后，医者用电针于伤脊取华佗、夹脊穴行中强度刺激，留针20分钟。针灸后令其做背伸活动，患者疼痛大减，说话声音较先前响亮。再行超声波理疗，每日2次。

3. 用药　内服创伤宁。外贴芷香新伤膏。

4. 功能锻炼　腹下垫薄枕做背伸肌练习。医嘱日后应加强肩胛带筋肉力量练习，如扩胸抗阻、引体向上和耸肩抗阻等练习。

二诊（8月28日）：

患者自诉局部压痛不明显，但感觉左背筋肉发紧，左后侧屈时疼痛，但背伸时不痛。医者行手法治疗。

8月29日：患者自诉昨晚6点钟突发胸背疼痛。

检查：患者昨日治疗后一直未休息，看电视、电脑。经查，胸7、胸8棘突旁有叩击痛。立位左背向后旋转时有点痛，背伸和"猫式"牵张时不痛。手法治疗同前。

8月30日：患者自诉背部只有轻度疼痛，活动度明显改善。

处理：经手法治疗、电针、理疗，内外用药和功能锻炼一周后，患者开始逐渐恢复小运动量训练。

半个月后，患者伤背在活动中基本不痛。医嘱暂不做左背后伸及旋转等剧烈活动，逐渐恢复正常训练。

按语：

此案经伤因、症状体征检查诊断为：急性胸7~8左侧肋椎关节扭挫伤（急性胸椎小关节扭错伤），须用手法整复方能奏效。之前行封闭、神经阻滞治疗无效，可能与注射部位的准确度有关。笔者认为：急性胸椎小关节扭错伤，不只是指胸椎关节突关节，重者还包括肋椎关节损伤（肋头关节和肋横突关节），故患者肋间神经疼痛，痛彻心脏，音弱，不能伸背转动活动。根据伤因，医者用先屈后伸旋转的逆受伤机制的整复手法取得奇效。使患者很快恢复了正常训练。之后胸椎伤痛未复发，还顺利通过了国际赛事选拔赛，并在2012年国际比赛中大显身手，为中国队夺取该项男子团体冠军立下了汗马功劳。

◎ **医案4-2-3　胸、腰椎椎体骨软骨炎，腰5椎弓峡部裂，椎间盘轻度向前滑脱，颈背肌筋膜炎，颈椎病，椎间盘退变轻度膨出**

××，男，20岁，运动员

初诊时间：2008年5月某日。

现病史：患者腰腿痛10多年，颈痛一年多。为备战国际重大比赛，在大强度训练中时常出现颈痛、腰腿痛加重症状。提请专家组会诊治疗。

专科检查：患者颈肩背肌肉发紧，压痛较广泛。颈5、颈6棘旁有压痛，颈后伸功能受限。无手麻木症状。胸腰段脊柱轻度后弓，有压痛，腰骶部无明显阶梯状凹陷，以腰3、腰5压痛明显。棘旁和臀外侧筋肉发紧，腰过度屈伸时疼痛。直腿抬高试验（—），屈髋展收和"4"字试验（—）。

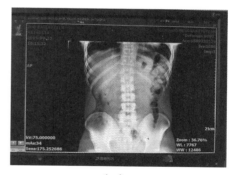

（a）

DR检查显示：胸11、腰5椎体增生，椎间隙变窄，胸11、12椎体扁长，胸12、腰1椎体楔形变，腰2、腰4椎体前上缘环状骨骺未闭合。腰5椎弓峡部裂，腰5轻度向前滑脱。（医案4-2-3图示）

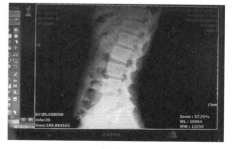

（b）

医案 4-2-3 图示

诊断：

1. 胸、腰椎椎体骨软骨炎。

2. 腰5椎弓峡部裂，椎间盘轻度向前滑脱。

3. 颈背肌筋膜炎，颈椎病。

4. 腰椎间盘退变轻度膨出。

治疗：

1. 训练监控　经专家组会诊，与队医一道制订了伤病防治方法并实施于训练中。根据患者运动项目的特点和伤病实际情况，严格控制腰部大强度训练，在弹力腰围保护下进行一定强度的力量训练，特别不宜过多进行腰部负重过大的练习。

2. 手法治疗

（1）颈肩背部：用捏、提拿、推压、推揉以及牵张颈肩背肌肉的手法治疗。

（2）腰部：手法治疗具体方法详见医案4-2-1手法治疗。

3. 理疗　用TDP治疗仪照射治疗。

4. 用药　外敷丁桂活络膏。适当内服补肝肾、舒筋活血、祛痹类药物以及恢复体能的运动补剂等（用法遵医嘱）。

5. 功能锻炼　加强腰背肌力和腹肌肌力练习。腰背肌肉牵张练习：跪在地板上做膝胸卧位"猫式"练习，牵拉腰背部筋肉，以静力性牵张练习为主。具体方法详见医案4-2-1功能锻炼。

经过以上治疗措施，有队医和患者的密切配合，积极进行伤病和恢复疲劳的治疗和练习，患者颈痛、腰腿痛情况明显好转，很快恢复了正常训练。在当年国际大赛上夺得两项金牌。

按语：

本案患者腰椎影像学资料显示，有多个胸、腰椎椎体变形、增生、椎间盘退化等改变，属于脊柱劳损后发生了功能代偿性及病理性改变，显得有些严重。患者腰5椎弓峡部裂多系先天变异，又发生了腰5~骶1椎间隙变窄，椎体轻度向前滑脱失稳（椎体滑脱较轻），是明显的病理改变。以上椎体、椎间盘的改变，也与专业项目动作训练过度，过多下腰（伸腰）密切相关。

鉴于患者训练有素，临床检查发现其腰腹肌力较好，腰脊功能较好，只是在腰过度伸、曲训练中发生疼痛。因此，我们在制订临床诊治方案时，首先，要对患者的训练强度、难度进行严格监控，主要避免其过度下腰（伸腰）的训练强度，防止其腰5椎弓峡裂和椎体前滑加重损伤为则。其次，要让患者加强自身的腰腹肌力练习，指导队医督促患者坚持积极的治疗和恢复运动性疲劳的活动。这些措施为患者的运动训练起到了较好的保障作用。之后，该运动员在国际大赛上取得了优异成绩。

◎ 医案4-2-4　腰椎间盘突出症

李××，男，43岁，某运动队教练

初诊时间： 1975年夏天。

现病史： 患者在训练中强力举重致腰扭伤两个多月。扭伤时突发腰腿痛。在队卫生所诊治无效又转入本市某综合医院，诊断为腰椎间盘突出症，并建议手术治疗。患者在腰扭伤两个多月后来我院诊治。

专科检查： 患者体格健壮，体重80 kg。就诊时跛行，明显抗痛性脊柱侧弯。腰脊旁筋肉痉挛。腰4、腰5棘突和棘旁右侧有根性压痛。疼痛向右下肢后侧、足跟、足外侧及足背放散。右梨状肌、臀外侧筋肉压痛。腰屈伸旋转功能明显受限。直腿抬高试验右30°（＋），咳嗽痛。屈颈试验（＋），右拇指抗阻试验减弱。

X线摄片检查显示： 腰脊右侧弯旋转，轻度反弓，腰4~5、腰5~骶1椎间隙前窄后宽。

诊断：

腰椎间盘突出症。

治疗：

1. 运动监控　嘱患者卧硬板床，舒适体位。可在弹力腰围固定下下床活动，不得做前弯腰活动。

2. 手法治疗

（1）俯卧位，腹下垫枕体位。医者在患者腰、臀部采用推揉、推压、弹拨等手法，并指针两侧十椎旁、肾俞、关元俞、秩边、臀边、环跳、委中、承山、阳陵泉等穴，行强刺激。提拿膝后肌腱和跟腱，行强刺激，以达到舒筋解痉镇痛之目的。

（2）医者采用双拇指横推、纵推脊柱手法，斜板法，以整复减压受累椎间盘。

3. 针灸　电针取肾俞、关元俞、腰阳关、次髎、秩边、环跳、承山、昆仑等穴，行强刺激，留针20分钟。

4. 用药　内服五灵二乌丸（原名：铁弹丸）、制香片。外贴丁桂活络膏。

5. 功能锻炼

（1）俯卧位做腰后伸的"飞燕点水"腰背肌力练习。

（2）以双手、双脚和头部五点支撑，做脊柱后伸的"五点拱桥"式练习。

经上述方法治疗一周后，其效果不太明显。经分析研究原因，故患者身强力壮，肌力肥厚，除以上治疗外，还应要求患者多卧床休息。

与患者共同研究出一套腰脊、筋肉功能的锻炼方法，如下：

1. 腰脊足踩法（加用）　患者俯卧位，一助手在其腰部施行足踩法20分钟。然后在两助手牵引下，医者双手置于患者腰骶部，行郑氏按压抖动法，以整复减压。

2. 功能锻炼　除做前述功能锻炼外，增加下述方法。要求每个动作做20～30次为一组，每天做5～10组，并逐渐加量。

（1）交替抱腿摇晃练习：仰卧位。患者屈髋、膝，双手抱单腿做屈髋团身，再向左右方向外展、内收大腿并摇晃，患肢、健肢交替进行。最后，双腿屈髋体位，向左右方向做摇晃的腰脊练习。

（2）屈髋蹬脚练习：仰卧位。患者单腿屈髋、屈膝，向前下方做蹬脚的练习。要求勾脚背伸，用力伸膝、蹬腿。

（3）悬吊屈伸、旋转腰部练习：患者悬吊于单杠上，做腰脊摇摆和旋转的练习。

患者经过坚持以上腰脊、筋肉功能锻炼，积极配合医者治疗，共住院一个半月，除右足有轻微麻木感外，腰腿痛基本消除，脊柱正直，已无跛行。

出院后，患者坚持上述运动疗法，一个多月后症状完全消除，恢复了正常的教练和训练工作。

笔者1988年随访，患者10多年未复发腰痛。他告诉笔者，已把这套运动疗法运用到有腰腿痛的运动员身上，其疗效很好。

按语：

本案记录时间为1975年。那时我院还没有CT、MRI这类医疗检测仪器。当时经本市某综合医院和我院检查，均确诊患者为腰椎间盘突出症。由于患者身强力壮且体重过人，医者手法力量不足，加之针刺深度、强度不够，故在早期治疗效果不显著。之后，笔者针对该强壮运动患者，除了加大重手法整复减压、电针，内服、外用药等治疗外，还让患者配合，尽量卧床，加大运动疗法的治疗力度，使患者腰腿痛伤病在短期内得到了康复。笔者认为，本案是腰椎间盘突出症治疗有效的案例，说明了正确的运动疗法对腰椎间盘突出症的整复减压和增强脊柱的稳定性以及防止病症复发，具有十分重要的作用。

◎ 医案4-2-5 腰椎间盘膨出、突出症，终板炎，骶1腰化、左侧假关节形成

×××，女，26岁，运动员

初诊时间： 2008年4月13—14日。

现病史： 患者于2004年、2007年在训练中腰曾两次受伤，近月来腰痛加重，有左下肢放射痛麻感，影响到训练。因国际大赛将至，特提请专家会诊。

专科检查： 患者腰骶部和髂后上棘区疼痛，有压痛。脊旁筋肉发紧，臀部压痛不明显，直腿抬高试验时，腰骶部有响声，腰部酸痛。自诉做大重量抓举和提杠铃时发生腰痛。（医案 4-2-5 图示）

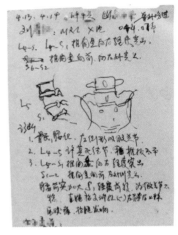

医案 4-2-5 图示

DR/MRI检查显示： 骶1腰化，左侧假关节形成，腰4~5椎间盘膨出，许莫氏结节，终板炎。腰5~骶1椎间盘向右后轻度突出，骶1~2椎间盘向前、向左外侧突出。腰生理前凸屈度增大，骶1轻度向前滑移。

诊断：

1. 腰椎间盘膨出、突出症，终板炎。

2. 骶1腰化、左侧假关节形成。

治疗（主教练、队医参加会诊）：

1. 训练监控　减少或暂不宜做大负重下的前弯腰训练，在弹力腰围保护下进行训练。

2. 手法治疗　在腹下垫枕进行。医者横推、纵推腰脊和脊旁筋肉。指针肾俞、关元俞、秩边、环跳、委中、承山穴。提拿昆仑穴跟腱。

3. 针灸/理疗　以局部阿是穴、夹脊穴为主，电针治疗20分钟，用

TDP治疗仪照射治疗。超短波治疗。

4. 牵引 患者仰卧屈髋、屈膝，用骨盆牵引带行牵引。

5. 功能锻炼 嘱患者加强腰腹肌力练习，以增强腰骶部稳定性。必须控制腰前屈、后伸弧度和负荷重量。患者以俯卧位，腹下垫枕做腰腹肌静力性练习为主，配合一定幅度的动力性练习，练习量逐渐加大。

按语：

经过队医积极治疗，主教练对患者运动训练的监控，患者伤情明显减轻，并能进行正常训练。当年在国际大赛上夺取三枚金牌，后多次打破女子该项世界纪录。此为患者有多节段腰椎间盘膨出、突出，终板炎，骶椎单侧腰化并有椎体失稳的案例。所以，在治疗时，不宜用猛力的扳腰手法；应在牵张体位做松解脊旁筋肉，用纵、横推脊的手法整复减压。同时，笔者与教练紧密配合，对患者的训练严格监控，不宜做大重量负荷腰过度屈伸的练习，加强患者腰腹肌力练习，这些都是本病案获得成功的关键之一。

◎ **医案4-2-6 急性腰4~5小关节扭错伤，腰椎间盘轻度突出症，腰5右横突、髂骨骨质增生**

×××，男，24岁，运动员

初诊时间：2009年10月13日。

现病史：患者三天前下蹲举100 kg杠铃，蹲起时突然扭伤腰部，当即剧痛，不能进行训练。经队医处理效果不明显，前往我院诊治。患者有既往腰痛史。

专科检查：患者腰5棘突右旁有深压痛，腰4有轻压痛。脊旁筋肉发紧，不能伸腰，前弯腰受限。患者自诉时有右下肢放射痛感。臀部压痛不明显。直腿抬高试验右40°，左70°。

CT检查显示： 腰4~5向后右突出3 mm，腰5右横突与髂骨有骨桥形成。

诊断：

1. 急性腰4~5小关节扭错伤。

2. 腰椎间盘轻度突出症。

3. 腰5右横突、髂骨骨质增生。

治疗：

1. 训练监控　一周内暂不宜做腰负重屈伸活动和跳高专项训练。腰部适当固定。

2. 手法治疗　患者俯卧位，腹下垫枕，外用舒活酊涂搽，医者用解痉整复手法，双手拇指推压、弹拨脊旁痉挛筋肉（脊旁深层筋肉和竖脊肌）。再双手拇指做左右横推、纵推腰脊椎数次，以整复减压。指针膈俞，腰十椎旁，肾俞、秩边、委中、承山、昆仑等穴位。

3. 针灸/理疗　取腰4、腰5椎旁两边夹脊阿是穴、右肾俞、秩边穴共三组，电针行中强度刺激，留针15分钟。腰阳关留针，用TDP治疗仪照射治疗20分钟。

4. 用药　外用芷香新伤膏。内服制香片4片/次，一日3次；玄胡伤痛片4片/次，一日3次。

5. 功能锻炼　仰卧位交替抱腿练习：直腿抬高30°做收腹练习。俯卧位，腹下垫枕，做背伸静力性练习，要求上半身不宜过度伸腰。每个动作做10次一组，每次练习做5组，每日2次，并逐渐加量。

10月15-18日，每天治疗同前。18日在弹力腰围固定下开始恢复正常体能练习，加大腹下垫枕做增强腰背肌力的"飞燕点水"练习和仰卧直腿收腹练习。19-22日，恢复跳高专项练习，治疗同前。22日调整休息，准备比赛。

10月22日晚，该运动员参加国内大赛，夺得该项目金牌。

按语：

患者急性腰伤，经过10天的精心治疗，获得优效，并夺得金牌，值得总结。

1. 经过临床症状体征和CT片检查分析，做出了正确的诊断和治疗方案。

2. 对患者腰部的伤痛，关键是采用了解痉止痛整复减压手法、针灸以及指导患者进行功能锻炼等治疗。

3. 医者与教练、队医、患者紧密配合，在距比赛只有13天的时间内严格监控患者训练和康复状况，这点十分重要。

◎ 医案4-2-7　急性腰3~4左侧小关节扭错伤

×××，女，24岁，运动员

初诊日期： 2008年7月下旬。

现病史： 患者在2008年7月下旬在训练中突然发生腰扭伤，疼痛以致不能训练，经队医诊治后效果不显，于伤后第二天来我院诊治。

专科检查： 腰轻度前屈，抗痛性侧弯，腰3、腰4棘旁左侧压痛明显，有叩击痛，脊旁筋肉发紧，不能伸腰和旋转痛，功能明显受限。

诊断：

急性腰3~4左侧小关节扭错伤。

治疗：

1. 手法治疗　腹下垫枕俯卧位，用双拇指推压、弹拨脊旁筋肉数次，再横推、摇晃腰3~4脊椎数次，指针胸十椎旁、肾俞、秩边、臀边、环跳、委中等穴，以解痉减压镇痛。医者再在侧卧位（痛侧在上）行斜扳手法整复错缝小关节，手法中会听到小关节有响声。在俯卧位，医者用双拇指纵向推压脊柱，手掌平推脊旁筋肉，结束。手法治疗后，患者腰痛大减。

2. 针灸　取腰3、腰4夹脊穴、肾俞、关元俞、腰阳关穴，用电针行中强度刺激，留针15分钟。

经以上治疗，患者腰部基本不痛，开始恢复训练。医嘱患者要加强腰腹肌力训练，暂不宜做过度弯腰、伸腰的活动。该运动员于当年在国内大赛上获得该项目铜牌，取得了优秀成绩。

按语：

　　本案患者长期从事的体育运动，与其他游泳和水上项目不同，需要运动员在水中持续奋力划水，以保持身体浮出，做出各种高难度技巧动作，故容易造成其颈背、肩筋、肉筋腱的劳损伤害，易受水湿侵袭致病，运动员多有较严重的颈背肩肌筋膜炎。本案患者发生的急性腰椎小关节扭错伤，也与其颈背筋肉劳损有关。因此，在治疗中，我们对患者的颈肩背伤痛也进行了兼顾治疗，保证了患者的正常训练。

◎ **医案4-2-8　急性胸7~8右侧肋椎关节扭错伤并发肋间神经痛**

××，女，25岁，运动员

初诊时间：2008年7月29日。

现病史：患者两周前因上赛艇专项强度训练时突然发生两胁肋区胀痛，以右侧为甚。队医采用支持带固定等方法治疗，右肋痛加重，严重影响训练。教练员调整训练强度，于三天前请北京专家在患者压痛处及胁肋（腋正中线区）行三点封闭治疗，疼痛稍有减轻。笔者接电于29日日夜兼程，于深夜11点多赶到牡丹江训练基地为患者诊治。

专科检查：患者胸肋7、8棘突旁右侧3 cm处压痛明显，以腰7~胸8为甚，有叩击痛、重压痛但不向肋肋放射，脊旁筋肉有条索状；右胁肋腋中线旁第8肋部虽有压痛但不明显。肋骨间接挤压征（－）。上背向右后背伸旋转到约45°时出现右背及胁肋疼痛，功能明显受限，深呼吸时痛。

诊断：

急性胸7~8右侧肋椎关节扭错伤并发肋间神经痛。

治疗：

1. 训练监控　向主教练建议训练方案。令患者一周内暂不宜做背部右后伸旋转的训练活动。患者次日开始恢复其他训练。

2. 手法治疗（理筋解痉镇痛整复手法）

（1）患者俯卧位，胸下垫薄枕。双手前伸使背部筋肉呈牵引体位。术者用双手拇指从胸3至腰2棘旁弹拨足太阳筋经数次，再横推、摇晃胸6~胸8脊椎数次，再用拇指纵向推压脊旁筋肉，采用双手掌顺背部肋骨走行方向分推手法。指针膈俞、至阳、肝俞、胆俞、肾俞、阳陵泉、太冲、三阴交等穴，行强刺激。

（2）患者俯卧（去枕），双手放下贴身呈放松体位。术者一手拇指推挤胸7、胸8棘突左侧，同时另一手持住患者右肩做背后伸旋转的猛然扳法，当即胸脊骨出现响声。最后拍击伤部，再用舒活酊涂搽顺理脊旁肌肉。当即患者背痛大减，能做右背后伸旋转动作。

3. 理疗　低功率超声波和微波交替治疗。

4. 用药

（1）外敷：遵医嘱局部外敷二黄新伤止痛软膏。

（2）内服：制香片4片/次，一日3次；玄胡伤痛片4片/次，一日3次；双氯芬酸钠缓释胶囊50 mg/次，一日2次。

（3）中药汤剂：柴胡15g，白芍15g，黄芩15g，丹皮12g，当归10g，制香附10g，云木香12g，党参12g，生姜9g，大枣10g，炙甘草10g，共4剂，每日1剂，分3次服。

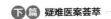

经上述治疗后，患者伤病很快得到恢复。

按语：

因临近国际运动大赛开幕，该运动员有夺奖任务，训练期间强度很大，造成患者背部筋肉脊椎疲劳。故在猛烈动作时突发胸肋椎关节的扭错伤并发肋间神经伤痛等症状。此伤，须用手法解痉止痛，整复错缝复位治疗，单凭针刺、封闭治疗是不能获得良效的。

这次治疗过程中，笔者还为另一名选手的颈背痛进行了治疗。两位运动员在国际大赛上都取得了好成绩。

◎ 医案4-2-9　急性颈4~5右侧小关节扭错伤

×××，男，20岁，运动员

初诊时间： 2002年2月中旬某天。

现病史： 患者在国际大赛决赛选拔赛中，在滑第二圈进弯道时，由于速度过快突然滑出冰道，头部撞击在护栏板上致伤。当即颈部疼痛抬不起，由现场医务人员抬出进行紧急救治。

专科检查： 患者神志清楚，无昏迷。颈项僵，略向颈左侧弯呈畸形，颈项筋肉痉挛。颈4、5棘旁右侧压痛明显。颈后伸、右旋转功能有明显障碍。患者自我感觉右肩臂疼痛，手指有麻感。手指活动基本正常，握力下降。

诊断：

急性颈4~5右侧小关节扭错伤。

治疗：

1. 冰敷　行局部冰敷10分钟。

2. 手法治疗

（1）指针枕骨下缘颈部筋肉附着处，天柱、风池、右肩胛骨内上角筋肉附着处。提拿双侧肩井穴。指针膈俞、肝俞、曲池、合谷等穴，以达到解痉通络、镇痛之目的。

（2）小关节错缝整复手法：患者取坐姿。术者一手扶持住患者头部左侧，另一手拇指顶住颈4、颈5棘旁右侧，先使患者颈椎轻度向前、左侧屈，术者再双手配合用力做头颈向右旋后伸的旋转整复手法，以整复颈椎小关节错缝。手法后，患者颈椎屈伸旋转功能明显好转。

（3）患者取坐姿，术者一手肘勾扶住患者颌枕部，另一手拇指、食指持颈4、颈5棘突行牵引推挤手法，做颈后伸右旋转的活动。当即，患者颈部功能进一步改善。

3. 用药　内服扶他林50 mg/次，一日2次。

4. 固定　用颈围固定伤颈休息。

次日，患者颈部疼痛大减，颈部活动功能还有轻度受限。医者用郑氏舒活酊做理筋、舒筋活血镇痛按摩，并令患者做耸肩和双手抱颈后伸等功能练习。

经过以上治疗，患者于伤后第三天上场参加比赛，受到了在场观众的鼓掌欢迎。该运动员顺利地完成了国际大赛的比赛任务。

按语：

急性颈椎关节突关节（又称小关节或椎间关节）扭错伤在冰上运动中不常见，多在比赛时因运动员速度过快或高度紧张时在转弯道上发生。此类损伤一般较为严重，易引起颈椎骨折脱位。笔者对此类伤病诊治较多。一般通过临床症状和体征仔细检查可以确诊（故未做DR检查）。此病例由于给予了及时有效的治疗，使患者在伤后两天便顺利地参加了比赛。本次取得良效的特别关键之处，是运用了手法整复颈椎小关节错缝。

在本次国际比赛中，中国另一名运动员同样在转弯道上出道，导致颈椎急性扭错伤。笔者用同样方法为之治疗，使她重返赛场，未耽误国际比赛。

◎ 医案4-2-10　腰椎间盘脱出症，左胫前肌劳损、抽筋

黄××，男，32岁，某运动队教练

现病史： 2013年5月，患者因腰腿痛数月，在我院康复科治疗10多天后转至腰腿痛病区住院一个多月，诊断为腰5~骶1椎间盘脱垂。经手法、针灸、药物及理疗等治疗后有所减轻，医生曾建议手术治疗。患者出院后到笔者处求治。

既往史： 左胫骨前肌抽筋已两年，腿遇水冷或受风寒刺激易发生抽筋、疼痛。

专科检查： 患者腰椎平直，无明显侧弯。脊旁筋肉发紧，腰5棘突左侧有明显压痛，腰骶部有叩击痛，左腰臀部左下肢有麻痛感。腰屈伸功能受限，直腿抬高试验左50°，左小腿张力下降，拇趾抗阻无力。左胫前肌轻度萎缩，其中段有一硬条，压痛明显。患者自诉抽筋时，行足跖屈牵张可减轻。

CT检查显示： 腰5~骶1椎间盘向后左脱垂5~8 mm。

诊断：

1. 腰椎间盘脱出症。

2. 左胫前肌劳损、抽筋。

治疗：

1. 运动监控　弹力腰围适当固定，不做前弯腰，不久站、久坐等。注意保暖勿受风寒刺激。

2. 手法治疗　医者用舒活酊抹在患者腰、臀部行按摩治疗。双手

半握拳，叩击腰骶部200次，双手掌推压、摩擦其腰、臀部筋肉，配合TDP治疗仪照射治疗。左胫前肌抽筋，用弹拨、推压、揉捏手法治疗。另加超声波等辅助治疗。

因患者拒绝手术治疗，特制订运动疗法和中药治疗等方案如下。

3. 用药　内服制香片4片/次，一日3次；五灵二乌丸（三周量）1粒/次，一日3次；维生素E100 mg/次，一日1次；维生素C200 mg/次，一日3次。外贴丁桂活络膏。

4. 功能锻炼

（1）加强腰腹肌力练习。俯卧位，腹下垫枕，做"飞燕点水"腰背肌力练习。以等长收缩练习为主，配合等张收缩练习，逐渐加量，增加练习次数，以腰腿痛症状轻重而定。

（2）仰卧位做交替抱腿左右摇晃练习。

（3）跪姿做膝胸卧位"猫式"牵张腰背肌练习。

（4）双手悬吊做直腿抬高收腹练习。不宜做仰卧起坐的收腹练习。

患者坚持两个月以上的治疗和训练调整，腰腿痛症状基本消失。2017年2月6日笔者到海口训练基地随访，患者告知，腰痛至今未复发。

按语：

腰椎间盘大块脱出多采用手术摘除治疗。本案例用手法、运动疗法和中药为患者治疗，收到了奇效，也令笔者惊奇。对本病治疗，建议医者应积极采用中医治疗；一定要根据其临床症状体征决定是否手术，不宜一律手术治之。

患者左胫前肌抽筋，与其左足长时间在帆板上束带固定下半蹲体位摇帆致胫前肌过度疲劳致伤有关。加之海上风寒侵袭，筋脉不舒、络脉痹阻，故引起抽筋。笔者认为：控制训练强度，及时消除筋肉疲劳，配合手法治疗、理疗和功能锻炼等是一种可取的治疗方法。

◎ 医案4-2-11 急性颈4~5、颈5~6左侧小关节扭错伤，颈椎间盘损伤

裴×，男，28岁，话剧演员

初诊时间：1988年。

现病史：1988年某月3日凌晨3点（急诊前5小时），患者在排演电视剧时不慎从6m高处落下，致使颈椎伤，当时无昏迷。1分钟后又被另一演员误踩，伤及颈左侧受伤部位。4小时后，患者左上肢及左手五个手指出现持续性麻木肿胀症状，颈部疼痛加重，于早上8点20分来我院急诊。当天收患者入院治疗。

专科检查：患者头颈歪斜畸形，颈项僵，颈4~5、颈5~6棘旁左侧根性压痛。左臂丛牵拉试验、压轴和椎间孔挤压试验都呈阳性。有左上肢串麻症状。头不能左侧和后伸活动。

X线摄片检查显示：颈椎生理曲度反弓，颈4、5棘突有旋转，无明显颈椎骨折脱位。

诊断：

1.急性颈4~5、颈5~6左侧小关节扭错伤。

2.颈椎间盘损伤。

治疗：

1.牵引　颌枕带颈椎牵引10分钟。

2.手法治疗　先用舒活酊涂搽行颈部肌肉解痉止痛手法。再行颈椎整复手法：术者一手勾抱住患者下颌和颈枕部进行牵引，另一手拇指、食指握持住压痛最明显的颈4、5棘突，做向右、向前的推挤整复手法，同时将行颌枕牵引的手在持续牵引下为患者做左旋转和颈后伸的活动。术后，患者手麻木症状即解除，但颈部压痛体征仍未消除，头颈活动功能明显改善。

3. 用药　遵医嘱内服制香片。

4. 固定　用颈围固定伤颈。

次日，患者可自由行走活动，头颈功能基本恢复正常。患者共住院三天，便要求回家进行休养康复。经一个半月治疗后，患者颈椎功能恢复正常，颈椎无明显压痛。

按语：

急性颈椎损伤后，因危险性较大，一般医者都怕采用手法整复治疗，多采用牵引和消炎止痛的治疗方法。因笔者有向先师郑怀贤教授学习颈椎伤治疗的经验，加上精悉颈椎的解剖生理和损伤病理等有关知识，所以对此病例的急诊患者，及时施行解痉止痛和减压整复的手法，术后取得了立竿见影的疗效。

笔者在20世纪70年代就开始采用在抱颈牵引下行"推、挤、旋转整复手法（颈椎整复手法）"，这是对郑氏伤科手法的一大进步和创新。此手法在后来治疗急性颈椎损伤、骨折脱位和颈椎病等伤痛方面发挥了重要作用。颈椎整复手法要求术者必须非常熟悉颈椎解剖生理和损伤病理学的理论知识，这样才能在抢救急性伤者时稳妥、精准地进行手法整复治疗。另外，在牵引下进行推、扳等整复手法比其他方法更为安全可靠。

◎ **医案4-2-12　急性颈4~5右侧小关节扭错伤**

杨××，男，31岁，高尔夫俱乐部职员

初诊日期： 2015年4月20日。

现病史： 患者打高尔夫球时头猛烈扭转致颈部伤。在当地医院诊疗无好转，于伤后七天来笔者处门诊。

专科检查： 患者颈部僵硬，有颈后伸、旋转功能明显障碍。颈4、5

棘旁右侧压痛明显，右肩胛菱形肌有压痛，手指不麻。

诊断：

急性颈4~5右侧小关节扭错伤。

治疗：

1. 手法治疗

（1）患者取俯卧位，胸下垫枕使颈部呈前屈牵张体位。伤部外搽舒活酊，术者采用推压、捏、提拿手法治疗。指针天柱、风池、肩井等穴，以解痉镇痛。术者再一手扶持患者头部，另一手按住其右肩部做右侧颈部筋肉牵张约20秒钟，以解肌痉。

（2）术者用双拇指行推挤、摇晃颈4、5棘旁右侧数次，再一手拇指推顶住伤椎，另一手扶持患者头部做颈项向右旋转后伸的扳法，以整复颈椎小关节错缝。扳颈时，可听到其颈椎复位声响。行手法后，患者颈部功能明显好转。

2. 针灸　取天柱、项根，颈4、5棘旁阿是穴，右肩胛内上角菱形肌压痛点，用电针行中强度刺激，留针20分钟，用TDP治疗仪照射。

3. 用药　遵医嘱内服玄胡伤痛片、制香片（半月量）；双氯芬酸钠缓释胶囊1盒（用法略）。外贴芷香新伤膏。

4. 功能锻炼　配合颈围固定，做耸肩，双手抱颈做后伸等练习。

二诊（4月23日）：

患者颈痛和后伸旋转活动明显好转。治疗同前。

4月27日，患者颈椎活动功能完全正常。嘱继续服完药物，加强颈后伸旋转和耸肩等功能练习。

按语：

急性颈椎小关节错缝伤，医者须认真进行临床检查和分析患者伤因，以便做出正确判断。治疗的关键是：用手法解肌痉镇痛，再行整复颈椎小关节错缝，此举对本病康复有重要作用。

第三节　四肢关节骨折脱位医案（8例）

◎ 医案4-3-1　右足第二跖骨疲劳性骨折

××，女，14岁，运动员

初诊时间： 2006年12月底。

现病史： 冬训时，教练员为了给患者减重，让其赤足在游泳池边的硬地板上跑步约半个月。患者之后发生右足肿痛，渐重而不能训练。10天后笔者接到来函，特前往训练基地为患者诊治。

专科检查： 患者跛行，右足背肿胀明显，第二跖骨中段可触及肿大硬块，压痛明显，皮温略增高。

DR检查显示： 右足第二跖骨中段骨折，轻度移位，有明显骨膜反应。

诊断：

右足第二跖骨疲劳性骨折。

治疗：

1. 训练监控　与教练员商定，暂停患者在硬地板上进行跑跳训练，可下水训练和进行其他身体锻炼。伤足在弹力绷带固定下行走活动，行走时间不宜过长。

2. 用药　局部外敷二黄新伤止痛软膏，新伤消肿散。内服创伤宁3片，一日3次；玄胡伤痛片4片，一日3次。

3. 嘱队医随时观察患者伤足肿痛情况，随时汇报。

经过半个月治疗，患者伤足肿痛大消，疼痛大减，有轻度跛行，行走时还有痛感。

二诊：

1. 训练监控　患者继续在弹力绷带固定下加强行走，逐渐恢复陆上训练；水上训练暂时不做跳板练习。

2. 理疗　超声波0.8 W/cm²，治疗10～12分钟，每日1次。

3. 用药　新伤消肿散加牛膝、续断。内服归香止骨丸6 g/次，一日3次；创伤宁3片/次，一日3次。活血散瘀洗药，每日1次。

半个月后，队医汇报，患者伤足虽已肿消，但骨折局部能触及骨痂、骨块，有压痛，一般行走活动无明显疼痛。

X线摄片复查显示：骨折部有大量外骨痂。

处理：内外用药治疗同前。在弹力绷带固定下恢复正常训练，跳板练习逐渐加量，并密切观察患者伤足疼痛情况。

经上述治疗两个多月，患者完全恢复正常。于2007年3月19日参加了世界级锦标赛，荣获了该项目冠军。当晚四川省项目运动中心领导发来短信："张院长，运动员已获金牌，军功章有你的一半，再次感谢您！"

> **按语：**
>
> 疲劳性骨折是最难愈合的骨伤疾病，与人是否科学运动，医者是否正确治疗密切相关。患者为14岁运动员，其伤足发生的疲劳性骨折的骨膜下出血严重，局部骨膜显示大量骨痂影。笔者采用了中医辨证论治方案，严格监控患者的运动训练，仅仅两个多月的治疗便取得了良效。患者在伤后三个月就参加了世界级锦标赛并取得了冠军。笔者作为一名中医骨伤科医生，能真正为运动员的伤病起到保驾护航的作用而感到自豪。

◎ **医案4-3-2 左足外踝干骺端骨折，距骨轻度向外半脱位，左足距腓前韧带、跟腓韧带撕裂伤，内踝撞击伤**

××，女，14岁，运动员

初诊时间： 2015年4月6日。

现病史： 2015年4月4日上午10点，患者在弹网训练中，跳104（向前翻腾两周）接续跳102（向前翻腾一周）落地时致左踝关节扭伤。当即左踝关节弹响，剧痛。队医做冰敷后紧急送往北京某医院急诊。DR检查诊断意见：左足外踝干骺端骨折，距骨向外轻度半脱位。当时只做了托板外固定处理。因为患者是在国际大赛选拔前突发受伤，能否入围，事关重大。笔者接电后于4月6日上午赶往北京为患者诊治。

专科检查： 患者左踝跖屈内翻畸形，外踝区肿胀明显，距腓前韧带区压痛，腓骨下端和外踝尖压痛明显；内踝轻肿，前下方压痛明显，踝屈伸旋转功能明显受限，不能直立行走。

DR检查显示（北京某医院）：左足外踝干骺端骨折，距骨轻度向外半脱位。

诊断：

1. 左足外踝干骺端骨折，距骨轻度向外半脱位。

2. 左足距腓前韧带、跟腓韧带撕裂伤，内踝撞击伤。

治疗：

1. 冰敷 局部行冰敷10～15分钟。

2. 手法治疗

（1）解痉止痛手法：对左小腿足阳明、少阳筋经使用按压、推压、弹拨手法。指针点穴足三里、丰隆、阳陵泉、绝骨、太冲穴。

（2）整复手法：拔伸牵引后，术者在牵引下推距骨做踝外翻，用背伸手法整复距骨外脱位及关节错缝。

（3）韧带伤整复手法：用拇指端从远端沿损伤韧带走行方向平推距腓前韧带和跟腓韧带。

3. 用药　外敷二黄新伤止痛软膏，用弹力绷带加压，外翻背伸位包扎固定，再用托板固定。内服创伤宁3片/次，一日3次。

4. 功能锻炼　嘱患者抬高伤肢，在固定下开始锻炼伤肢功能。做直腿抬高，屈伸膝、屈伸足趾等活动。

二诊（4月9日）：

患者固定两天后，伤肢肿痛明显消减，踝屈伸功能基本恢复正常，可下床行走。

处理：去掉托板固定，在弹力绷带包扎固定下下床活动。内服、外敷药同前。嘱患者加强踝背伸和外侧肌力抗阻练习。

4月13日（配合以下方法进行治疗）：

1. 运动监控　医嘱继续在弹力绷带包扎固定下下床活动。

2. 外用药　活血散瘀洗药熏洗，每日2次。

3. 功能锻炼　嘱患者加强伤踝背伸和外侧抗阻肌力练习。

4月15日：队医来电（晚21点），患者情况已有好转。

4月19日：患者左踝肿消，无明显肿胀。近日行走已无异常，上下楼梯有轻痛（自诉有二分痛），起踵有轻度疼痛。已下水游泳。教练要求患者开始正式训练。

处理：

1. 继续在LP弹力绷带固定下活动。

2. 新伤消肿散加续断、制然铜、骨碎补外敷。内服归香正骨丸6 g/次，一日3次。

五天后视伤情再决定患者是否进行正式跳水训练。

4月20日：队医来电，患者现已可以上下楼梯，下蹲不痛，行走一下午略有不适，深蹲起时外踝后疼痛。已恢复正式训练。

处理：

1. 患者继续在弹力绷带固定下进行训练。用药同前。

2. 密切观察训练中和训练后伤踝肿痛的反应情况。

5月7日：队医来电：患者现在已经开始正式训练。自诉感觉胫腓下联合区有轻微疼痛。后经检查发现，患者弹力绷带包扎固定的方向有误（呈"内翻固定"）。纠正包扎固定方法后继续正式训练。继续用活血散瘀洗药熏洗。

一个月后，该运动员顺利地参加国际大赛选拔赛并入围，成为中国队参加国际大赛的比赛队员。同年8月，该运动员参加了这届国际赛事，荣获了该项目比赛单项冠军。

按语：

本案属较严重的踝部骨折和软组织损伤。患者能在短期内获得十分满意的疗效，取得成功的关键，是早期正确的诊断和治疗；正确的手法整复和正确的固定方法；内服、外敷中药和早期的功能锻炼。这些都起到了重要的作用。如果只按单纯的固定法和止痛药物治疗，患者是不可能在短期内恢复训练并顺利参加选拔赛的。

◎ 医案4-3-3　左距下关节距骨后下缘陈旧性骨折，关节镜术后肿痛，小趾神经损伤

××，女，24岁，运动员

初诊时间： 2007年7月19日。

现病史： 患者左足踝一年前在训练中曾扭伤两次，均有肿痛。经国内外专家多次诊断，均按踝关节韧带损伤治疗，只做一般处理。后又在

国外某医院经CT密扫片发现左距骨后缘关节面骨软骨折，于7月3日在北京某医院行关节镜下手术，取出两小块骨片，并对病灶进行了打磨处理。因患者左踝青肿严重，于12天后，笔者前往北京为患者进行诊治。

专科检查： 患者左踝关节肿胀严重，与健侧周径比差约5 cm，足踝部明显青紫皮下瘀血，针眼不红，踝后压痛明显，内踝下缘压痛，足背外侧及小趾发麻，不能活动，踝关节屈伸旋转功能明显受限。

MRI检查显示（国外某医院）：左距下关节距骨后下缘骨折，其旁为三角骨子骨，内踝下缘间隙有一钙化影。

诊断：

1. 左距下关节距骨后下缘陈旧性骨折。

2. 关节镜术后肿痛，小趾神经损伤。

治疗：

患者术后10天，队医电话咨询诊治方案如下：

1. 用药 内服七味三七口服液10 ml/次，一日3次；三七胶囊2粒/次，一日3次。因患者对药物过敏，故未外敷中药。

2. 功能锻炼 做伤肢直腿抬高练习，伤踝背伸静力性练习，每次3组，每组10次，一日做2~3次。

3. 抬高伤肢，下床扶拐站立和慢步行走。

患者术后16天，队医电话咨询诊治方案如下：

1. 手法治疗 用舒活酊在足踝部手术伤口周围涂搽，行向心方向的推压手法，以促进瘀肿消散。

2. 用药 继续口服七味三七口服液，五天后改服归香止骨丸6 g/次，一日3次；甲钴胺0.5 mg/次，一日3次；维生素B_1 20 mg/次，一日3次。

3. 用超声波和电针治疗。

4. 功能锻炼 加强足踝部练习（同前）。伤踝暂不宜做过度屈伸活动。

后来患者在陈博士处做康复治疗，脚伤恢复得不错，但足背外侧及小趾麻木感长达半年多时间才逐渐消失。2008年4月6日患者发来短信告知："我现在已经开始单打了！多亏了您在关键时刻来给我治疗。"

> **按语：**
>
> 此病案中，患者除两次扭伤外，与平日训练向前跨步动作过多有关。术前，患者一直有跖屈痛。向前跨步滑动是明显的过度跖屈、距跟关节后缘反复撞击的动作，故患者距骨后下缘骨折伤一直没有愈合，所以做单一动作时有疼痛。对患者做关节镜术后出现的严重血肿、皮下出血和足小趾神经损伤，我们采用了中西医康复治疗和理疗的方法治疗，获得了很好的疗效，使患者重返了赛场。

◎ 医案4-3-4　急性右手第三掌骨螺旋形骨折

×××，女，18岁，运动员

初诊时间： 2013年5月16日。

现病史： 2013年5月15日，患者在训练中从高处落下，右手触地致伤，因肿痛加重送我院急诊。经X线摄片检查显示：右手第三掌骨螺旋形骨折。当时用掌骨骨折夹板固定于右手伸直位。次日，X线摄片复查：骨折有移位，向掌侧成角。5月16日，患者前来笔者处诊治。

专科检查： 患者右手背青肿，第三掌骨中段有明显压痛，手指屈伸功能有明显受限。

DR检查显示： 右手第三掌骨中段螺旋形骨折，远段向尺侧移位，向掌侧成角。

诊断：

急性右手第三掌骨螺旋形骨折。

治疗:

1. 手法治疗　在牵引下,行分骨手法,同时在牵引下行屈曲中指掌指关节复位。

2. 固定　用纱布绷带卷置于手心(掌侧),只用一背侧掌骨板固定,再用宽胶布条把伤手固定于半握拳位。

3. 用药　内服创伤宁3片/次,一日3次;玄胡止痛片4片/次,一日3次。

4. 嘱患者保护伤部,身体锻炼照常。

经X线摄片复查,第三掌骨骨折骨位对位良好,无移位。

5月23日:患者伤手无明显疼痛,手指轻度肿胀,可做屈伸活动。

处理:继续治疗同前。内服创伤宁,归香正骨丸6 g/次,一日3次。医嘱患者加强握拳活动。

6月5日:患者伤手已固定18天,伤手肿痛全消,骨折处无明显压痛,手指握拳好,屈伸功能正常。

处理:继续固定伤手一周,服用药物同前。加强手指屈伸活动。

经X线摄片复查:骨位良好,有少量骨痂。

6月12日:患者伤手手指活动好,骨折处无异常感觉。

处理:取掉伤手固定,加强抗阻握拳练习,适当做支撑活动。

6月18日:经X线摄片复查显示,骨折线模糊。伤手无异常感觉。折处略显粗大,但无压痛。

处理:停止内外用药。恢复正常训练。

按语:

患者经过治疗,32天即恢复了正常训练;52天复查时,患者伤手已无异常症状、体征。保证了患者参加比赛。此例能快速取得疗效,笔者认为:早期整复和正确的固定是关键。另外,患者正值青少年时期,身体健康,能主动积极地进行功能锻炼,使骨折愈合速度加快,此举为伤肢功能的恢复也发挥了重要作用。

◎ 医案4-3-5 左肩关节习惯性前下脱位，左肩袖损伤

××，男，19岁，运动员

初诊时间：2009年5月。

现病史：患者在训练中左肩受伤致肩关节前下脱位，之后的训练中曾多次发生左肩关节脱位。为备战2009年国内大赛特来我院诊治。

专科检查：患者左肩筋肉张力下降，轻度萎缩。肩前下方、肩峰下有压痛，左臂上举外展、外旋大于90°时有痛感和恐惧感。

DR检查显示：左肩关节无骨折。

诊断：

1. 左肩关节习惯性前下脱位。

2. 左肩袖损伤。

治疗：

1. 训练监控 为了运动员国内大赛夺金，故未考虑手术治疗，以免耽误训练和比赛。在专项训练中，改进肩部外展、外旋的动作幅度，在弹力肩带保护下进行训练，不做左上臂过度上举、外展、外旋的活动。

2. 手法/理疗 对患者左肩部疼痛部位做对症治疗。主要以手法、电针（阿是穴为主）配合TDP治疗仪照射治疗。外贴丁桂活络膏。

3. 功能锻炼 嘱患者做增强肩关节稳定性的肌力训练，特别是防止肩前下不稳的肌力训练，具体如下：

（1）左肩外展、屈肘做前平举和侧平举的肌力训练，以等长抗阻练习为主，以增强三角肌和肩袖肌群的力量。

（2）在器械和阻力下做胸大肌力和肩胛下肌肌力训练，以等张抗阻练习为主，以防止上臂上举、外展、外旋时发生肩前下脱位。

（3）肱二头肌肌力训练，以等长和等张屈肘抗阻肌力练习为主。

以上肌力训练逐渐加量。对增强肩关节稳定性和避免肩关节前下脱

位的发生具有重要作用。

经过以上治疗和训练监控，患者伤痛恢复取得了良好的效果。之后参加了多次全国比赛，均取得了满意的成绩。2012年在全国男子锦标赛上，获得了该项目全能第一名。

按语：

习惯性的肩关节前下脱位，不能做上臂上举、外展、外旋的活动或提重物，甚至在做穿衣等简单动作时都易发生脱位，故一般医生主张手术治疗，其愈后效果不确定。本案运动员因备战国内大赛准备夺金，恐手术治疗耽误训练和比赛，故来笔者处诊治。笔者仔细分析伤情，找出患者多次发生习惯性肩关节脱位的原因。提出了防止肩关节前下脱位，针对增强不稳的肌肉力量为主进行的训练，并改进技术动作。如不做过度上举外展、外旋的专项技术训练动作等。患者积极配合医生进行伤病的对症治疗，收到了良好效果，保证了运动员的正常训练，并在几届国内大赛和锦标赛中都取得了优异成绩。

◎ 医案4-3-6　右肘关节后外侧脱位合并肱骨内上髁撕脱骨折分离

×××，男，21岁，运动员

初诊时间：2011年冬。

现病史：2011年冬季，患者在做后空翻训练时跌倒，右手撑地致严重肘关节脱位伤。经山东省某医院X线摄片检查，诊断为：右肘关节脱位，内上髁撕脱性骨折，内侧副韧带损伤。经该医院行手法整复，因右肘关节肿痛严重效果不显，该院医生主张手术治疗，患者未同意。后又转至北京某医院诊治，该院医生也建议手术治疗，患者和教练都不愿意。患者于伤后一周特来向笔者求治。因患者要到国外进行训练，故笔者之后经常在电话中监控患者的治疗和训练情况。

专科检查：患者右肘关节肿胀明显，肘关节内外侧压痛明显，肘屈曲旋转功能明显受限。

X线摄片检查显示：右肘关节已复位，肱骨内上髁向下轻度分离，肘软组织肿胀明显。

诊断：

右肘关节后外侧脱位合并肱骨内上髁撕脱骨折分离。

治疗：

1. 固定/冰敷　患者右肘关节肿胀严重，用托板制动已有半个月。医嘱三天内，每天冰敷伤处2次，每次15分钟。

2. 用药　伤肘制动期间，右肘外敷二黄新伤止痛软膏加新伤消肿散。内服创伤宁3片/次，一日3次；玄胡伤痛片4片/次，一日3次。

一周后，患者伤处肿痛大减。笔者建议用超声波治疗，继续内服、外敷药同前。

半个月后，患者开始主动进行肘关节活动。局部继续行超声波治疗，外用舒活酊涂擦后行按摩，以捏法向心方向为主。外敷新伤消肿散。内服创伤宁。嘱患者积极进行身体素质训练。

经过上述一个多月的治疗，患者伤肘无明显肿痛，肘屈伸功能基本恢复，开始正常训练。同年冬天，在德国参加世界锦标赛上取得优良成绩。

随访：2017年2月15日，笔者到奥体训练中心，给山东优秀运动员会诊。患者专程从北京到山东找到笔者，要求诊治其左髋伤痛。患者说，几年前的左踝关节扭伤（左外踝距腓前韧带撕裂伤，内踝撞击伤），右跟腱末端损伤，也是按笔者的诊疗方案治愈的。现在，自己右肘、左踝的损伤已恢复正常，无异常症状。

再次诊疗：

笔者到山东进行会诊，再次给患者诊疗伤痛。因笔者与北京专家的诊断（坐骨结节囊肿漏诊）有别，现将笔者的检查、分析、诊断和治疗记录如下,以供同行参考。

现病史:患者在七个月前训练中出现左髋伤痛。虽经针灸、冲击波、封闭等治疗有一定效果,但一直疼痛。患者自诉左髋后发紧,痛时不能坐硬板凳,行走时痛,明显影响训练。特从北京前来笔者处求治。

专科检查:左髋坐骨结节区触及2 cm×3 cm的囊肿,张力大,可滑动,直压不痛,但从下向上推压囊肿则压痛明显,腘绳肌抗阻试验局部有疼痛。坐骨结节囊肿上方髋后筋肉呈条索状,张力较大,压痛明显,侧卧位检查时更甚。臀中肌、梨状后无压痛,腘绳肌腱无明显压痛。患者自诉在急跑和跳跃活动时疼痛,有明显牵拉不适感。

诊断:

1. 左侧坐骨结节囊肿。

2. 左髋后筋肉劳损。

治疗:

1. 运动监控　适当控制急跑和剧烈跳跃运动。

2. 手法治疗　在筋肉条索组织的起止点行手法弹拨,按压痛点,再顺筋肉走行方向行推压理筋手法。左腘绳肌行弹拨、提拿、按压松解手法,再牵张腘绳肌练习。

3. 针灸　坐骨结节囊肿,行五点针刺法,留针20分钟。

4. 理疗　局部超声波治疗。

5. 封闭或囊壁松解术　必要时做囊肿封闭,或做针尖切割囊壁松解术,术后再用手法推挤(按压手法)。

经过以上治疗,患者伤痛有很大好转,已能进行正常训练。于9月4日在国内大赛决赛中获得了该项目第二名的好成绩。

按语：

肘关节脱位合并内上髁撕脱骨折病例，除正确的手法整复脱位外，就是如何处理发生的肘关节韧带、关节囊撕裂和严重的肿胀疼痛。本病例采用非手术治疗，适当制动，内外用药尽快消除肿痛，并嘱患者早期主动进行功能锻炼和控制训练，上述是取得良效的关键。

关于肱骨内上髁撕脱骨折，因是轻度向下分离移位，可不考虑手术复位固定；中医治疗都有良效，不影响肘关节功能问题。

关于左髋的伤痛诊断分析：跳高运动要求运动员髋、膝、踝关节机能和肌力很高。因患者是左侧为起跳脚，医生应仔细检查伤痛处的症状、体征和功能状况，而不能只靠影像学进行检查诊断定论；特别对关节筋腱、韧带的损伤更应注意。运动创伤的诊断，还需要医者、术者对患者运动训练和伤因机制、病理生理都有清楚的了解，否则易发生漏诊和治疗失误。

◎ 医案4-3-7　左桡骨远端陈旧性骨折，尺骨茎突撕脱性骨折，继发关节功能障碍

×××，女，28岁，运动员

初诊时间：2009年5月。

现病史：患者两个月前在训练中跌倒，左手撑地致伤。在当地医院X线片显示为左桡骨远端骨折，尺骨茎突骨折。虽经手法整复，高分子材料托板固定及药物等治疗，又经外籍教练采用泡温泉等功能锻炼的康复治疗，效果仍然不显。左手腕、前臂功能有明显障碍。因患者要在参加国内大赛前到四川进行训练，项目运动中心特请笔者去训练基地给患者治疗。

专科检查：患者左腕关节轻度肿胀，关节较僵硬，前臂筋肉发紧。桡骨远端骨折部压痛不明显，尺骨茎突区有压痛。前臂呈旋前位，旋后功能有明显障碍；腕关节屈伸和旋转功能有明显障碍。握拳、伸手指活动受限。

DR检查显示：左桡骨远端骨折，轻度背移，掌倾角减小，骨折线可见，尺骨茎突骨折轻微分离。

诊断：

1. 左桡骨远端陈旧性骨折。

2. 尺骨茎突撕脱性骨折，继发关节功能障碍。

治疗：

1. **手法治疗**　主要以涂擦舒活酊行手法按摩为主，以舒筋解痉、松解粘连、活动关节。

（1）用舒活酊涂搽患者左前臂、手腕部。术者用捏、揉捏、推压等手法按摩，以舒筋解痉。要求持续10分钟以上。

（2）术者再用牵拉、摇晃腕关节、手、掌指关节多次，以松解各关节粘连。

（3）术者再一手握持患者桡骨远端，另一手握持住尺骨远端，在适当牵引下做下尺桡关节活动和前臂旋后活动的手法，以恢复下尺桡关节和前臂旋转等功能。

2. **用药**　活血散瘀洗药熏洗伤处，每日1~2次。

3. **功能锻炼**　嘱患者积极主动加强手腕、前臂功能锻炼。可自己用手按摩伤肢筋肉关节，做持续牵拉手腕关节、手腕屈伸、旋转的活动，做前臂旋后以及抗阻握拳等活动。因患者所处温泉区，嘱可继续泡温泉进行功能锻炼。

经过约一个月的治疗，患者的手腕、前臂功能基本恢复，开始了正常训练。当年8月，患者代表本省参加了全国大赛，取得了优良成绩。

按语：

桡骨远端伸展型骨折，重者多合并有尺骨茎突撕脱骨折，在临床上十分常见。由于患者在早、中期治疗中未注意动静结合治则，或因固定时间过久，未给予积极的康复治疗，使得患者手腕功能障碍明显，久不能恢复。此类骨折，笔者治愈不少，其体会是：早期应进行逆受伤机制的手法整复，以减少损伤和出血；主张在有效固定，不加重伤痛损伤的情况下，很有必要尽早进行积极主动的功能锻炼；在中后期治疗中，应视骨折对位和愈合情况，坚持进行积极的功能锻炼，对伤病的康复也十分重要。

◎ **医案4-3-8　左肱骨小头骨骺伴外髁骨折（第四型），左肘关节向内脱位**

王××，男，12岁，学生

初诊时间：1988年8月8日。

现病史：4小时前，患者在2 m高篮球架杠子上做引体向上，手滑落地后仰，左手掌撑地致伤。当即左肘肿成畸形，紧急送我院急诊。

专科检查：患者左肘肿胀成畸形，肱骨内外髁均有压痛，肘外侧可触及骨折块，可移动，肘关节功能丧失，伤侧手指无明显神经异常症状体征。

X线摄片检查显示：左肱骨小头骨骺分离伴外髁（干骺端）骨折，折块向后外下方翻转移位，分别为30°，90°。肘关节向内脱位，有绿豆大一小块骨折片向前移，有分离。

诊断：

1.左肱骨小头骨骺伴外髁骨折（第四型）。

2. 左肘关节向内脱位。

治疗：

1. 手法治疗

（1）冷水冲洗左肘关节3分钟后，术者行肘关节骨折脱位整复手法。术者用双手抱患者伤肘内、外侧，行推挤手法矫正其肘内侧脱位。

（2）未牵引状态下，术者用右手拇指端扣住患者向后外翻转的肱骨小头骨折块断面，助手帮助患者做肘屈伸活动数次，同时术者双手拇指顺着患者前臂伸肌在外髁附着处的牵扯力做轻柔的顺势推旋手法，以矫正翻转的骨块，此时有明显的骨块活动感。患者屈肘时，术者拇指推旋骨块；患者伸肘时，术者拇指放松，如此反复多次，手法复位即告成功，骨折处无骨擦音。在术者用手固定下，患者伤肘屈伸活动较好，无障碍阻力。

2. 固定　伤肢用绷带加压包扎固定，铁丝托板屈肘50°固定，抬高伤肢。

3. 用药　内服七厘散。

4. 功能锻炼　嘱患者进行手和腕部的屈伸功能锻炼。

X线摄片复查：左肱骨小头骨折对位良好。

二诊：

伤后9天，患者伤肢肿痛明显减轻，手指活动好。此时可调整钢丝托板角度，屈肘约100°。

三诊：

伤后16天，去掉钢丝托板。用舒活酊涂搽按摩。活血散瘀洗药熏洗。加强前臂和肘屈伸活动。

伤后35天，患者左肘轻肿，无压痛，肘关节活动度为0°，45°，120°，还可做俯卧撑。出院后继续进行康复治疗。

X线摄片复查：骨位好，干骺端骨折区有明显骨痂形成。出院后经过20天的功能锻炼和康复治疗，患者肘功能恢复正常。

按语：

儿童肱骨小头骨骺分离骨折Ⅲ、Ⅳ型是很难整复复位的，一般都需手术切开复位。而我院郑氏伤科不少医生都成功地整复过此类骨折且取得良效。本病例取得成功的关键之处是：翻转骨块的手法整复技巧；整复后的固定与康复方法。本病例已较详细介绍了其手法整复方法和治法，特记录总结于案，仅供同仁参考。

第四节
颈椎骨折脱位及躯干骨折医案（7例）

◎ **医案4-4-1**　急性颈5椎体压缩性骨折合并颈5右上关节突骨折，脊髓损伤，颈4椎体向前半脱位，颈2、3、4棘突撕脱性骨折

伍××，男，15岁，运动员

初诊时间： 1978年3月22日。

现病史： 1978年3月19日，患者在弹网上训练，做后空翻转体两周动作，当转至一周半时其头部触于弹网上受伤。当即出现颈痛，颈部功能丧失，双手麻木，下肢无力等症状，马上送往成都市某医院急诊后住院治疗。经用颌枕带牵引，药物治疗，症状不减，头颈及上肢疼痛加重，医生建议手术，家属不同意，于3月22日送来我院住院治疗。

专科检查： 患者头颈部疼痛，颈部筋肉痉挛发紧，颈2、3、4、5、6棘突、棘旁压痛明显，颈屈伸旋转功能有明显障碍。颈脊轻度后弓畸形，双上肢胀麻不能抬举，双下肢肌力下降，可缓慢做屈伸活动。患者不能站立行走。

X线摄片检查显示： 第5颈椎压缩性骨折，颈5右上关节突骨折，颈4椎体向前半脱位，颈2、3、4棘突韧带附着处撕脱骨折，颈脊柱轻度反弓。（医案 4-4-1 图示1）

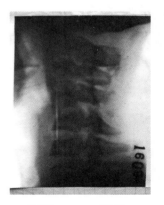

医案 4-4-1 图示1

诊断：

1. 急性颈5椎体压缩性骨折合并颈5右上关节突骨折，脊髓损伤。

2. 颈4椎体向前半脱位。

3. 颈2、3、4棘突撕脱性骨折。

治疗：

1. 颈后垫枕法　患者仰卧位，头两侧用砖（毛巾包裹）垫住，防止头部旋转活动。在急性期间医者不宜用牵引复位和按摩手法等治疗，并密切观察患者病情变化进行施治。

2. 牵引　采用颌枕带屈曲15°位行间断性牵引，牵引重量6~7kg。

3. 手法治疗　三天后，患者急性症状减轻。此时用舒活酊涂搽行理筋按摩和颈椎骨折脱位整复手法如下。在颌枕带牵引下，术者用双手指抱患者颈部，指端对准颈4、颈5棘突向上端提。此颈椎骨折脱位整复手法可反复做多次，不主张一次性整复。

4. 用药　内服中药七厘散、制香片，两种药交替服用（遵医嘱）。

5. 功能锻炼　患者在颈后垫枕位下进行活动。加强颈后伸和轻度旋转等锻炼以及上、下肢锻炼。

经上述治疗一周后，患者双上肢麻木症状基本消除；双下肢活动时开始感觉有力，头颈和肩臂疼痛明显减轻。

二诊（伤后第二周）：

由于急性症状明显减轻，术者开始在患者颈后伸位下行按摩手法，以舒筋解痉止痛，并多次行手法复位。患者取坐姿，术者一手勾抱患者颌枕部牵引，一手拇指、食指用力推挤颈5棘突整复脊柱脱位骨折，患者感觉舒服不痛，术者继续用颌枕带牵引。内服归香正骨丸（原名：正骨紫金丹）6g/次，一日3次；制香片1包（注：后改为片剂，下同）/次，一日3次。

三诊（伤后第三周）：

嘱患者用颈围固定于颈后伸30°位下床活动，并逐渐加强颈背肌医疗体操锻炼，做颈旋转活动，不做屈颈活动。

四诊（伤后第四周）：

嘱患者继续用颈围固定，加强颈背肌、颈后伸及旋转活动。内服接骨丸1粒/次，一日3次。

患者经治疗两个月，于1978年5月23日出院。颈椎活动完全正常，无压痛，四肢活动有力，无神经异常症状。只是在颈项旋转活动时感到颈背斜方肌区筋肉轻微疼痛。（医案4-4-1图示2）

患者出院后两个月，参加了全省运动比赛，取得了该项目第一名和第二名的好成绩。同年8月再次参加了全国少年该项目运动比赛。

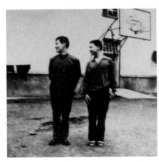 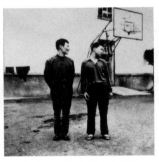 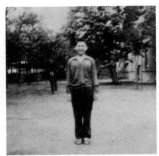

（a）颈椎右旋转功能　　　（b）颈椎左旋转功能　　　（c）伍××正位照

医案4-4-1图示2　伍××（右）经治疗50天后颈椎功能完全恢复

1979年12月，患者复诊，经X线摄片复查显示：第4颈椎有轻微向前移位（医案4-4-1图示3），颈椎反应良好。

随访三年，患者颈部功能完全正常。

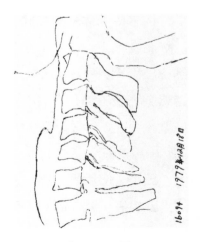

医案4-4-1图示3

按语：

颈椎骨折脱位是十分严重的不稳定性骨折脱位，稍有处理不当极易加重脊髓损伤，留下终身残疾，其后果严重。故术者采用手法整复时，主张在急性症状减轻至稳定后再进行。在急性期内宜采用垫枕法和颌枕带屈曲位牵引，内服止痛、行气活血散瘀类中药，并密切观察病情变化，进行辨证施治。

整复颈椎骨折脱位，十分重要和关键的步骤在于：采用在牵引下循序渐进多次的手法整复；必须做到稳、准，不可有丝毫疏忽。

另外，在牵引和垫枕下进行早期的颈背肌、颈脊柱的功能锻炼，对脊柱复位和稳定性、改善血液循环和组织修复有十分重要的作用。要求患者增强信心，在医生指导下进行功能锻炼，是取得良效的重要保障之一。

◎ 医案4-4-2　脑震荡，急性颈4、5、6棘突撕脱骨折伴轻度向右侧旋转移位

杨××，男，32岁，杂技团演员

初诊时间： 1978年3月21日。

现病史： 1978年3月21日，在自行车车技训练时，患者坐在蹬车队员肩上。练习途中，站在患者肩上的一位队员从右侧方倒下，患者不幸被带着向后摔出，头枕部屈曲着地受伤，昏迷约10分钟。当即紧急送往成都某综合医院急诊。X线摄片，留观6小时后送往我院急诊住院治疗。

专科检查： 患者头痛、头昏胀，颈僵不能做屈伸旋转活动，颈脊筋肉痉挛，颈4、5、6棘突和棘旁压痛明显，棘突向右偏歪，双上肢和手指发麻。关节能活动。

X线摄片检查显示： 颈4、5、6棘突撕脱骨折，轻度向右侧旋转移

位，颈4、5、6棘突右偏歪。

诊断：

1. 脑震荡。

2. 急性颈4、5、6棘突撕脱骨折伴轻度向右侧旋转移位。

治疗：

1. 牵引　在患者急性症状期间，采用仰卧位垫枕法和间断性颌枕带牵引，牵引重量7～10 kg。

2. 用药　遵医嘱内服七厘散、制香片、五灵二乌丸。

二诊（三天后）：

1. 手法治疗

（1）解痉止痛手法：三天后，患者急性症状减轻，待病情平稳后，医者采用掐、推压枕骨缘和肩胛内上角区筋腱附着处，再用手法捏、提拿颈、肩、背部肌肉。指针天柱、风池、膈俞、曲池、合谷、太冲等穴。提拿肩三对、跟腱。手法配合舒活酊进行。

（2）脊椎旋转整复手法：患者取坐姿轻度屈颈位。术者一手抱住患者头枕部，做向右旋转活动，同时一手拇指置于患者偏歪棘突旁行推挤手法，以整复脊椎的旋转移位。治疗后，患者疼痛症状减轻。

（3）术者一周内行三次整复手法。整复手法后再行解痉止痛手法。

2. 用药　遵医嘱内服七厘散、制香片、玉珍散。

三诊（一周后）：

功能锻炼（配合颈脊、颈背筋肉）：患者仰卧位垫枕或取坐姿，做颈后伸和向右旋转的练习，或做耸肩挺胸抬头等练习，并逐渐加量。继续在颈围固定下下床活动。

四诊（三周后）：

1. 手法治疗（治疗手法同前）。治疗后，患者颈痛、头痛大减，颈椎后伸和旋转活动明显增加。停止牵引。

2. 用药　遵医嘱内服制香片、归香正骨丸。

3. 功能锻炼　加强颈背肌功能锻炼。

患者经过一个半月的治疗后，颈部活动恢复正常，无头痛、头昏症状。只是在颈过屈和右旋转活动时感到伤处隐痛。（医案4-4-2图示）

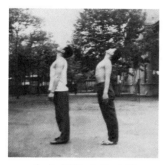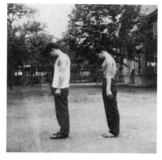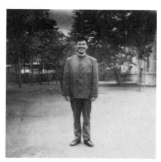

（a）颈椎后伸功能　　　　（b）颈椎前屈功能　　　　（c）杨××正位照

医案4-4-2图示　杨××（左）治疗50天后颈椎功能完全恢复

患者于同年5月5日痊愈出院。同年8月开始参加演出，并能做顶杆表演。

笔者随访30年，患者颈部正常。

按语：

对此类颈椎急性损伤，重要的处理是：在急性期待症状减轻基本稳定后，尽早用手法整复颈椎的旋转性半脱位并采用多次旋转手法整复；配合颌枕带颈椎牵引和牵引下进行颈部的功能锻炼。这些都是取得成功的关键。

◎ **医案4-4-3　急性颈5椎体压缩性骨折**

陈×，女，16岁，杂技团演员

初诊时间： 1974年3月。

现病史： 1974年3月，患者在训练中站在另一队员的肩上做后空翻下地动作时，不慎颈背触地呈过屈位受伤。当即送往本市某综合医院急诊。X线片显示为：颈5椎体压缩性骨折。三天后来我院就诊。

专科检查： 患者颈僵、疼痛，颈5棘突和棘旁有明显压痛，颈屈伸、旋转功能明显受限，双上肢手指未见明显异常症状和体征。

X线摄片检查显示： 颈5椎体呈楔形变，压缩约1/3，生理曲度轻度反弓。

诊断：

急性颈5椎体压缩性骨折。

治疗：

1. 手法治疗　采用解痉止痛手法治疗（同医案4-4-2）。医者采用掐、推压枕骨缘和肩胛内上角区筋腱附着处，再用手法捏、提拿颈、肩、背部筋肉。指针天柱、风池、膈俞、曲池、合谷、太冲等穴。提拿肩三对、跟腱。手法配合舒活酊进行。

2. 牵引　在颌枕带颈屈15°位行间断性牵引，牵引重量6 kg，时间40分钟左右，隔日治疗一次。颈围固定于颈后伸位30°。

3. 用药　遵医嘱内服七厘散、制香片。

二诊：

1. 手法治疗　患者伤后一周，医者采用颈椎骨折整复手法治疗。患者取坐姿，医者用一只手的手和肘勾持住患者颌枕部行牵引；另一手的拇指、食指持住患者颈5棘突向前用力推挤，做颈椎后伸手法，以整复矫正颈椎骨折后弓畸形。最后再行理筋手法。

2. 用药　遵医嘱内服七厘散、制香片。

3. 功能锻炼　嘱患者积极配合做颈背肌功能锻炼，如双手抱颈后伸练习，耸肩挺胸抬头练习，仰卧位在垫枕下双肘支撑床上做颈后伸及旋转的练习。逐渐加大活动量。两月内不做屈颈活动，颈围继续固定。

经以上方法治疗一个月后，患者颈屈伸旋转功能恢复正常。

患者因伤病未痊愈就过早参加练功和演出，颈部用力活动过多，因而时有疼痛。1978年笔者随访，X线片显示，其颈生理曲度变直。患者自诉练功过多后颈部肌肉疼痛，其余均正常。此后并照常演出颈部着力的节目。后来，患者还参加过全国健美比赛并荣获亚军。

按语：

此案例患者系单纯性椎体压缩性骨折，为稳定性脊柱骨折，故在治疗时，医者主要采用颈后垫枕法，配合手法按摩和颈背肌医疗体操等治疗。类似病例应尽早进行整复手法。本例整复是医者在一手勾住患者颌枕牵引下，另一手拇指、食指推顶后突之棘突复位，恢复其生理曲度；颈围固定至颈后伸30°位；两个月内不做颈部过屈活动；早期进行积极主动的颈背肌和颈脊柱的功能锻炼，这些都是该案例取得优效的重要因素。

◎ **医案4-4-4　颈6椎体重度压缩性骨折（屈曲型）**

任××，女，15岁，杂技团演员

初诊时间： 1997年9月。

现病史： 患者于1997年9月在国外表演时，不慎从叠立的两人高的高处落下，头颈着地致伤，当即颈部剧烈疼痛，但仍然坚持到表演结束。因老师当时误认为患者是一般"筋伤"，并未马上送医院诊治。后因颈背疼痛、麻木才到国内医院进行X线摄片检查，诊断为颈椎骨折。医生建议手术治疗，未获得同意。患者于致伤后20多天来我院住院诊治。

专科检查： 患者行走正常，颈部筋肉痉挛、压痛。颈5、颈6棘突和棘旁压痛明显。颈屈伸旋转功能有明显障碍，双手指时有麻木感。

X线摄片检查显示： 颈6椎体压缩达2/3，椎弓、附件未见明显骨折。生理屈度反弓，未见明显颈椎脱位。

诊断：

颈6椎体重度压缩性骨折（屈曲型）。

治疗：

1. 牵引　用颌枕带给患者行颈椎间断性牵引，牵引重量5~8 kg，视伤病情况酌情增减牵引重量和牵引时间。

2. 手法治疗　在牵引下行手法提拉和挤压颈5、6棘突，以矫正颈椎后方畸形和骨折整复。三天行一次整复，共治疗三次。

3. 颈后伸30°位垫枕法。

4. 用药　遵医嘱内服制香片、玄胡伤痛片、归香正骨丸及接骨丸等。

5. 功能锻炼　嘱患者用颈围固定于颈后伸位下床活动。在颌枕带牵引下与垫枕法配合，进行颈后伸和旋转的功能锻炼并酌情逐渐加量。

患者经上述治疗一个月出院。出院时，其颈痛基本消除，颈后伸、旋转功能正常。

X线摄片复查显示：颈生理屈度略变直，颈5椎体压缩程度无明显恢复。

出院后，要求患者继续用颈围固定一个月。坚持每天做颈背肌功能锻炼，两个月内不宜做颈过屈的活动。内服制香片、接骨丸一个月。随访五年，患者无明显异常。

按语：

此案为重度颈椎屈曲性椎体压缩性骨折。因患者年龄尚小，无明显脊椎脱位和脊髓损伤症状体征。单位和患者愿意采用保守治疗，故未接受手术治疗建议。我院的治法，主要是在牵引下进行颈椎骨折和生理屈度反弓精准的整复手法并辅助垫枕法。上述方法加上患者积极主动的颈后伸、颈背肌的功能锻炼，是取得本案较好疗效的关键。

◎ 医案4-4-5　急性颈5椎体压缩性骨折

雷×，男，16岁，川剧演员

初诊时间： 1973年8月。

现病史： 1973年8月，患者在游泳时跳水失败，头触碰河床致使颈椎伤，当即头颈部疼痛，活动明显受限，于伤后两天来我院门诊。

专科检查： 颈僵，颈5棘突和脊旁压痛明显，颈屈伸旋转功能明显受限，双手指无明显麻木、胀痛症状。

X线摄片检查显示： 颈5椎体呈楔形变压缩骨折。

诊断：

急性颈5椎体压缩性骨折。

治疗：

1. 手法治疗　主要采用颈后垫枕法、手法按摩、整复手法（同医案4-4-3）。

2. 固定　嘱患者用颈围固定于颈后伸30°位下床活动。

3. 用药　遵医嘱内服七厘散、制香片、归香正骨丸和接骨丸。

4. 功能锻炼　坚持做早期颈背肌颈脊椎的医疗体操。

治疗一个月后，患者颈椎功能（除避免做颈前屈动作外）基本恢复正常。

1978年随访，患者颈椎活动完全正常。

按语：

此例患者系单纯性椎体压缩性骨折。为稳定性脊柱骨折，故在治疗时，主要采用了颈后垫枕法、手法按摩、整复手法以及早期颈背肌和颈脊椎的医疗体操等治疗。因患者早期就开始积极主动地进行颈背肌和颈脊椎的功能锻炼，使该例取得了伤后一个月就基本恢复正常的优效。

◎ 医案4-4-6 胸骨体横形骨折

×××，男，7岁，运动员

初诊时间：2014年12月29日。

现病史：患者于10天前在训练中从蹦床上前空翻落下时头部着地，致颈过度屈曲致胸部损伤。患者当即感到胸前疼痛，不能活动。无咳嗽、呕吐等症状，神志清楚。送本市某综合医院进行诊治，诊断为胸骨骨折。因未做特殊处理，治疗效果不佳。其家属带患者于伤后10天来我院门诊。当日收入院治疗。

专科检查：患者瘦小，神志清楚，呼吸基本正常。胸骨体上段部位青肿，局部压痛明显，可触及阶梯凹陷，低头含胸时明显，且疼痛加重。挺胸后阶梯状和疼痛减轻。胸廓挤压试验（＋）。

DR检查显示：胸骨体上段横形骨折，远端向后上（胸腔）移位，有明显重叠。

诊断：

胸骨体横形骨折。

治疗：

1. 运动监控 用胸部护板、胸背束带固定，背后垫枕。嘱患者尽量挺胸仰卧位休息，不做颈屈含胸动作。

2. 手法治疗 让患者采用背部垫枕双肩下沉过度挺胸位，配合术者采用推压手法整复骨折。患者仰卧，背部垫枕，使其处于过度挺胸牵张体位2小时左右，然后术者用拇指腹向内上方推压胸骨柄体上段，使其复位。要求不可用猛力整复，推压骨折上段时应顺应患者过度挺胸的牵引力进行。若第一次整复后，患者胸部无明显疼痛，可再行2~3次推压整复手法。

3. 用药 内服制香片3片/次，一日3次。

4. 功能锻炼　一周后在仰卧体位做双肘支撑的静力性挺胸练习，5次一组，每天做3~5组。

经以上治疗，DR复查胸骨片显示：对位较好，无重叠。

患者共住院三周出院。胸骨骨折部位基本不痛。由于患者年幼，可以在胸背束带固定下下床活动。出院时再行DR复查，胸骨骨折对位小部分，但无重叠。出院后要求患者继续用胸部护板、胸背束带固定，不得做屈颈含胸的动作。

患者出院三周后做DR复查显示：折端有少许骨痂。查体：胸骨折部无明显压痛，无明显阶梯状。嘱继续做静力性"飞燕点水"的腰背肌力练习，可做慢跑等活动，患者体能逐渐恢复。

患者于2015年4月中旬恢复正常训练，胸部骨折处已无疼痛和不适感。

按语：

胸骨骨折十分少见，多因强大暴力直接作用于胸骨所致，多合并有肋软骨关节脱位或肋骨骨折。本病案患者系年幼运动员，且是在运动训练中因头着地致胸过度屈曲致胸骨骨体骨折，之前还未见有相似的案例报道，此案实属罕见。

我院采用的方法是：让患者采用背部垫枕过度挺胸牵张自动复位体位，再配合术者向上方推压近骨折端的手法进行整复，取得了较为满意的疗效。患者于伤后四个半月就恢复了正常训练。

此整复手法属逆受伤机制的正确方法，安全可靠，供同仁参考。

笔者曾诊治过多例成人陈旧性胸骨骨折患者。大都因患者早期就诊医院未采取骨折手法整复或手术复位治疗，致使患者因骨折重叠移位，造成患者不可逆的长期胸前疼痛和呼吸不舒。笔者认为：对此类骨折应及时进行复位，尽量不要让骨折处发生明显重叠移位。

◎ 医案4-4-7 右第6、7、8肋骨前支骨折

黄××，男，45岁，机关干部

初诊时间： 2002年4月。

现病史： 患者两天前在某学校运动场打羽毛球时不慎跌倒致伤。当时右胁肋区疼痛，不能活动。经本市某综合医院X线摄片检查，诊断为右第7、8肋骨骨折。两天后来笔者处诊治。

专科检查： 患者右胁肋6、7、8肋部轻微肿胀，无皮下瘀血，于腋后线第7、8肋骨处有明显压痛，深呼吸和右侧卧时疼痛加重，其余未见明显异常。

X线摄片检查显示： 患者右胁肋第6、7、8肋骨前支骨折，无明显移位。

诊断：

右第6、7、8肋骨前支骨折。

治疗：

1. 运动监控　嘱患者不宜做右侧屈和后伸活动。

2. 用药

（1）外敷：右胁肋骨折部外敷二黄新伤止痛软膏、新伤消肿散，用蜂蜜水调敷，摊于八层纱方上贴于伤处。上面盖一张软纸壳板，再用同肋骨骨折宽的弹力带绕胸胁固定。

（2）内服：嘱医嘱内服七味三七口服液、制香片。

二诊：

伤后一周检查，患者伤处疼痛明显减轻，处理同前。

伤后近一个月，患者伤处还有轻度疼痛，可以在弹力带固定下开始打羽毛球。伤处外贴丁桂活络膏。内服归香正骨丸。

伤后一个半月，患者在一般体育运动中无明显异常，基本恢复了正

常生活和运动。

按语：

　　本案患者虽有三根肋骨骨折，因无移位，故笔者采用自创的、积极有效的肋骨骨折固定方法（不是采用粘膏胶布或粘膏弹力带固定法），配合内外用药治疗和运动监控等措施，收到了奇效。患者在短短的一个多月就恢复了打羽毛球的活动，令笔者感到高兴和惊奇！特记录在案。

第五章

临床骨伤医案

第一节
颈腰椎间盘突出、脱出，椎间关节损伤医案（13例）

◎ 医案5-1-1　颈椎病（神经根型），颈5~6椎间盘突出症

刘×，男，60岁，医院职工

就诊时间：1992年12月26日。

现病史：一个月前，患者夜间行走踩于沟内，右手撑地致伤。当即感到肩颈右背疼痛，几天后出现右拇指、食指麻木疼痛。在某医院用冯氏颈椎旋转手法治疗一个月无效，由其亲友介绍来我院求治。

既往史：两个月前，患者因睡觉起床时出现右颈臂疼痛，拇指、食指发麻，经所在医院治疗一周，症状有所缓解。

专科检查：患者颈僵，颈4、5、6棘突右侧压痛明显，右颈、肩筋肉痉挛发紧，颈不能后伸及患侧躺卧，颈后伸或侧屈有明显颈、肩胛疼痛。拇指、食指发麻。颈前屈旋转功能受限。轴压试验（＋），叩击征（＋），臂丛牵拉试验（－）握力↓。

X线摄片检查显示：颈椎下段生理弧度反弓，颈5~6椎间隙狭窄，颈5椎体前、后下缘骨质增生。

诊断：

1. 颈椎病（神经根型）。

2. 颈5~6椎间盘突出症。

治疗：

1. 手法治疗

（1）解痉止痛手法：用舒活酊涂搽行解痉止痛手法按摩、推压、掐颈枕部筋肉附着处，捏、提拿、推压颈肩部筋肉。指针风池、天柱、阿是穴、项根、肩井、曲池、合谷等穴，行强刺激。

（2）减压整复手法：术者一手压住患者右肩峰部，另一手将患者头向左侧（健侧）做右侧颈肩筋肉牵张手法并持续数秒钟，反复多次。然后，再向健侧做侧扳手法（可听到关节声响）。

（3）术者一手勾抱住患者下颌和颈枕部做向上提拉牵引数秒钟，另一手拇指、食指再持住患者颈5棘突两侧行向前推顶棘突手法，同时，患者在牵引下做颈后伸活动，反复两次。最后用舒活酊涂搽行理筋按摩手法。

经以上手法治疗，患者当即颈肩疼痛、手指麻感消除。

2. 固定 在颈围固定下休息。

3. 功能锻炼 嘱患者做双手抱颈后伸，耸肩挺胸抬头，双手推墙屈伸，双手托天等练习。每次练习10次为一组，做3~5组，每天做2次练习。

嘱患者回原医院继续理疗。

按语：

此案根据患者年龄病史和症状体征分析。患者之前有颈椎病，这次又遇到外伤，病情加重，发生了颈椎间盘突出症。某医院虽用了冯氏颈推旋转手法和理疗，因未能整复颈椎反弓和颈肩筋肉痉挛的疼痛，故治疗失败。笔者通过患者临床症状体征检查和颈椎X线片仔细分析，采用了郑氏颈椎解痉止痛和减压整复手法治疗，取得了奇效。故整理记录于案，供同行参考。

◎ 医案5-1-2 颈椎间盘突出症，颈椎病

张×，男，50岁，大学教师

初诊时间： 1992年9月左右。

现病史： 患者颈部无外伤史，突发颈肩背痛、右手发麻半个月，在校医院诊治无效，症状渐重，前来我院求诊。

专科检查： 患者头颈向前、向右歪斜畸形，痛苦面容。颈肩背筋肉发紧，颈脊5棘突左侧根性压痛明显。颈僵，颈后伸、左旋转功能有明显受限。臂丛牵拉试验左（＋）。

X线摄片/CT检查显示： 颈脊轻度反弓、侧弯，颈4～6椎体、钩突增生，颈5~6椎间盘明显向左后突出。

诊断：

1. 颈椎间盘突出症。

2. 颈椎病。

治疗：

1. 手法治疗

（1）解痉止痛，整复减压手法：患者取坐姿，医者在患者枕骨缘、颈肩背筋肉区行推压、提拿、揉捏、弹拨等手法，并牵张、平推颈肩背筋肉。指针天柱、风池、项根、风门、曲池、合谷及阿是穴。

（2）患者颈前屈，右侧屈体位，医者一手置于头部，另一手拇指置于患者颈5棘旁左侧，做头颈向左旋转的颈脊整复减压手法。医者一

手肘勾抱住患者枕颌部做颈椎牵引，同时另一手拇指、食指持住颈5棘突，行向前、向右的推挤整复减压手法。整复手法可反复进行2～3次。

2. 牵引 颌枕带颈椎牵引30分钟，牵引重量5~8 kg。颈托固定休息。

3. 用药 内服制香片4片/次，一日3次；玄胡伤痛片4片/次，一日3次。均为一周量。外贴丁桂活络膏。

4. 功能锻炼（颈椎病）

（1）双手食指、中指顶住颈5棘突做颈后伸练习。耸肩挺胸，做颈后伸练习。

（2）推墙做俯卧撑练习。做双手托天等练习。

（3）嘱患者暂不做颈前屈活动。勿感风寒。

5. 嘱患者颈下垫枕仰卧30～60分钟，不宜枕高枕睡觉。

患者每周两次在门诊治疗，颈肩背痛和手麻症状逐渐减轻。

一周后，除手法治疗外，配合电针治疗（穴位同前指针穴），用TDP照射治疗20分钟。内服制香片4片/次，一日3次；祛风活络丸6 g/次，一日3次。其他注意事项同前。

患者经过一个月治疗后，颈肩背痛及手麻症状大减，但颈椎屈伸旋转功能还有轻度受限。

处理：去除颈围固定，嘱患者加强颈背肌功能锻炼并逐渐加量。内服祛风活络丸、消增强骨片。外贴丁桂活络膏。以解痉止痛手法为主进行治疗。继续进行颈椎牵引。

患者经过三个月的治疗，颈肩背痛和手麻症状消除，颈椎活动功能恢复较好。X线摄片/CT复查显示：颈椎屈度明显改善，颈5~6椎间盘突出减轻，但仍有突出。椎体增生退变等同前。

2018年7月31日随访，患者颈椎病无任何症状，反应良好。

按语：

颈椎间盘突出在中老年患者中时有发生，其痛麻症状较重，患者一般无外伤史。从病理、生理和脊柱力物理学分析，椎间盘突出必然引起脊柱稳定性改变，出现脊柱生理曲度改变和椎体失稳，压迫脊神经根和血管而出现痛麻，肌张力、反射等症状体征。因此，对本病的治疗，主张早期应行解痉止痛、整复减压手法，做牵引，内服、外敷药等治疗；中后期应加强脊柱稳定性的功能锻炼。根据个体的具体辨证，给予针对性的内外用药和针灸、理疗等治疗，是完全能收到满意效果的。笔者几十年诊疗成百上千颈椎病和椎间盘突出症患者，体会甚多，主张以综合治疗本病为宜。

◎ 医案5-1-3 颈椎间盘突出症，颈运动神经根损伤，颈椎病

徐×，男，56岁，机关工作人员

初诊时间：2011年12月22日。

现病史：患者因颈椎病，左肩突然不能抬举已有半个月。发病后，在某医大特诊室多次会诊，行DR、CT、MRI检查，诊断为颈椎病、颈椎间盘突出、颈运动神经根损伤。治疗效果不明显。因患者曾患腰椎间盘突出症在笔者处治愈，今特前来笔者处诊治。

专科检查：患者颈僵，脊旁筋肉发紧。颈3、4、5、6棘突左侧压痛明显，颈屈伸旋转功能受限。左肩部肌力张力明显下降，抬举功能为0°。肘腕手指功能受限，但左上肢和手指感觉正常，与健侧一样。Horffman's征（－）。

DR/MRI检查显示：颈生理屈度轻度反弓，颈3～6椎体骨质增生，椎间隙变窄。颈3~4、颈5~6椎间盘向左突出，颈4~5椎间盘向右突出。

诊断：

1. 颈椎间盘突出症。

2. 颈运动神经根损伤。

3. 颈椎病。

治疗：

1. 手法治疗　医者先行解痉止痛、整复减压手法治疗。患者俯卧，胸下垫一薄枕，医者对患者颈脊旁和左肩背筋肉行推压、推揉、提拿等手法。指针天柱、风池、项根、风门、大杼、缺盆、肩髃、曲池、合谷等穴，并用拇指推压、摇晃颈部脊椎，再对颈肩筋肉做牵张、推压等手法。

2. 针灸　取天柱、风池、项根、经验穴、肩胛内上角（斜刺）、冈上肌腱点（斜刺）、肩髃穴，电针行三组中强度刺激，留针20分钟。

3. 用药　遵医嘱内服制香片、祛风活络丸、甲钴胺片、复合维生素B。外搽舒活酊，外贴丁桂活络膏。

4. 功能锻炼　嘱患者做耸肩挺胸抬头练习，左肩被动抬举屈伸等颈椎功能练习。

经过四次治疗，患者于12月28日查体显示，颈部症状减轻，但左肩抬举功能无明显好转。

笔者建议患者到华西医院配合做促进神经生长、修复的药物治疗。华西医院给予了神经节苷酯、神经生长因子及胞磷脂胆碱等药物治疗一周。

2012年1月5日，患者继续来笔者处治疗。经查体，左肩抬举功能无好转。随后患者一直坚持治疗一个多月，于2月15日最后一次来笔者处诊治，左肩抬举功能基本恢复正常。

按语：

颈椎病和颈椎间盘突出症引起颈运动神经根损伤的案例十分少见，笔者仅见几例。此病如不及时诊断清楚病因和及时治疗，其疗效多不佳。对本例患者的诊断，笔者初诊为颈椎病、颈椎间盘突出症、左腋神经损伤。据患者自诉，某医大特诊室开始一直诊断不明，后经一位从国外回来的年轻专家会诊，才确诊为"颈运动神经根损伤"。笔者的体会是，患者得益于两个多月的中西医治疗。其中，有中医手法、电针、药物治疗，也有华西医院的促进神经根生长、修复的药物治疗。这些治疗，对患者早日康复起到了重要作用。特记录本案于此，供同仁们参考。

◎ 医案5-1-4 落枕，颈4~5左侧小关节扭错伤

田×，男，50岁，司机

初诊时间： 2017年7月中旬。

现病史： 患者于三天前凌晨颈部突发疼痛，不能活动，在我院就诊两次未能缓解，前来笔者处诊治。

专科检查： 患者头颈向前、向右歪斜呈畸形，颈脊旁筋肉痉挛，颈4、5棘旁左侧及同侧颈肩筋肉压痛明显，颈后伸、左旋转功能有明显障碍。

诊断：

1. 落枕。

2. 颈4~5左侧小关节扭错伤。

治疗：

手法治疗：患者取坐姿，术者只对颈肩筋肉做手法治疗，以解痉镇痛。术后，症状有所减轻。

二诊（次日）：

患者仍感颈痛，头歪斜，颈部功能明显受限。术者再行治疗如下。

1. 手法治疗

（1）患者俯卧位，胸下垫枕，使颈屈曲位。术者在枕骨缘、颈肩筋肉用舒活酊涂搽后行推压、提拿、推揉等手法，并牵张左侧颈肩筋肉。指针天柱、风池、项根、大杼、风门等穴，以解痉通络镇痛。

（2）颈椎小关节错缝整复手法：将患者头部略向左旋转，术者一

手持住患者头部右侧，另一手拇指、食指顶住颈4、5棘横突部位，做颈左旋转活动数次。待颈旋转到最大限度时，术者双手同时猛然做将颈向左旋转的推扳整复手法，当即听到颈椎关节归位响声，患者突然感到颈痛消失。术者再用舒活酊外搽，顺颈肩筋肉平推理筋手法至结束。术者令患者做颈左右旋转，其颈当即屈伸活动正常，无明显疼痛症状。

2. 功能锻炼　嘱患者做颈背肌功能锻炼，并嘱咐注意事项。

2018年1月5日追踪随访，患者无颈痛症状，颈功能已恢复正常。

按语：

"落枕"病证，大多数人认为是颈部筋肉受风寒所致，多以针灸、火罐、手法等治疗之。笔者以多年临床经验分析，颈部感受风寒侵袭是其病因之一，有"落枕"患者纯属此因；但患者有明显功能障碍者，医者则须对其颈椎脊旁压痛点进行检查，可发现多有颈椎小关节错缝致颈痛和功能障碍。笔者认为，"落枕"病证一般与颈部疲劳、退变，枕头高低、坐姿体位等有关，感受风寒只是其原因之一。因此，本案首诊只做了颈肩筋肉的手法治疗，其效果不显。在二诊时，对颈椎小关节错缝进行了手法整复治疗，收到了奇效。此类疾病临床较常见，多获良效。

◎ 医案5-1-5　腰4~5椎间盘突出症（双侧型）

黄×，男，23岁，军人

初诊时间： 1975年10月13日。

现病史： 1974年7月的一个晚上，患者因行走不慎跌倒，致腰部受伤。十几天后腰痛加重，行走困难。曾内服中西药，做针灸、局部痛点封闭术等治疗无效，腰腿痛反而加重。于1975年4月到内江某医院住院

105天。碘油椎管内造影X线片检查诊断为：腰椎间盘突出症。住院期间曾做理疗、封闭术、牵引等治疗，效果不明显。患者不愿手术治疗遂出院。1975年10月由单位送来我院门诊，于10月13日收入我院住院部治疗。

专科检查：患者拄双拐跛行。腰4棘突、棘旁两侧均有明显的神经根性压痛，左侧为甚。腰4棘突向左偏歪，棘上韧带有一条索物，压痛。扳腰，骨盆倾斜呈抗痛性侧弯体位。直腿抬高试验右30°，左25°。咳嗽征（＋）。左侧股四头肌明显萎缩。腰屈伸、旋转功能有明显受限。

X线摄片检查显示：腰脊柱右侧弯，生理曲度平直，腰4~5椎间隙不等宽，碘油在腰4~5椎间隙部位有明显受阻征象。

诊断：

腰4~5椎间盘突出症（双侧型）。

治疗：

1. 固定　嘱患者卧硬板床。在腰围固定下下床解便。

2. 手法治疗（腹下垫枕，俯卧体位）

（1）解肌痉镇痛手法：纵推横揉脊旁、臀部筋肉，反复数次。指针膈俞、十椎旁、肾俞、关元俞、秩边、臀边、环跳、委中、承山、阳陵泉、绝骨等穴，行强刺激。提拿肩井穴，腘绳肌腱和跟腱。

（2）还纳整复减压手法：

①用双拇指横推腰4偏歪棘突，做脊柱摇晃手法。再用拇指置于棘旁做前下方用力推压脊柱手法。

②在牵引下，医者用双手重叠行按压抖动患椎手法，由轻到重，频率逐渐增加，时间为20～30秒钟。

③患者侧卧位，术者采用斜扳法；俯卧位，术者采用扳腿法。

④行坐位旋转复位法，一周1次，治疗中后期停用。

3. 用药　内服七厘散1包/次，一日3次；三七粉1包/次，一日3次；五灵二乌丸1粒/次，一日3次。自制处方药等。

4. 封闭术　椎旁压痛点，臀上皮神经压痛点做强的松龙封闭治疗（常规量）。

5. 功能锻炼　嘱患者坚持做"飞燕点水""五点拱桥式"，交替抬腿等练习，增加腰背肌力，并逐渐加量。

患者功能锻炼十分刻苦，到住院后期，仅做"飞燕点水"腰背肌力锻炼，一次可达500次，直至赤身大汗才停止。

因患者单位十分重视，要求其痊愈后才能出院。又经过数月治疗，患者于1976年4月9日痊愈出院。出院时，患者能步行6～8小时或短时跑步活动。双腿直腿抬高在80°以上，无跛行，腰腿痛消失。随访追踪一年未复发，能连续打两场蓝球。

按语：

此例腰椎间盘突出症患者，属椎间盘大块突出（椎管造影可见），故出现双下肢神经症状体征，拄双拐跛行。经过充分的卧硬板床休息，以解肌痉、松动脊椎还纳整复减压手法为主的治疗以及增强腰脊稳定性的功能锻炼，是本例治疗成功的关键。医者坚持不懈地正确治疗，患者积极主动的配合以及持之以恒的功能锻炼为腰腿痛痊愈起到了至关重要的作用。

到现在几十年了，患者的腰腿痛未有复发。后来患者还成为小有名气的康复科医生。

◎ 医案5-1-6　腰4~5椎间盘突出症

贾×，男，55岁，巴中某机关干部

初诊时间： 1976年6月某日。

现病史： 腰腿痛半年多，无外伤史，在当地医院诊治效果不明显，行走仍有左下肢麻痛感。当年我院开门办学到巴中，曾给予其治疗。此次到笔者处求治。

专科检查： 患者无明显跛行和抗痛性侧弯，腰4、腰5棘突和左侧有明显压痛，腰4棘突向左偏歪，直腿抬高试验左40°（＋），右90°。腰后伸时疼痛明显，在左小腿前外侧和足背有痛麻感。足趾抗阻肌力减弱。

X线摄片检查显示： 腰4~5椎间隙变窄，前窄后宽，腰生理屈度平直，腰3~5椎体轻度骨质增生。

诊断：

腰4~5椎间盘突出症。

治疗：

1. 手法治疗

（1）解痉止痛手法：医者用舒活酊涂搽后行按摩手法，做横、纵推患者脊柱和筋肉。指针十椎旁、肾俞、关元俞、秩边、环跳、委中、阳陵泉、绝骨、太冲等穴。

（2）减压整复手法：患者取坐姿，医者行脊柱旋转手法，用拇指推旋腰4偏歪棘突，再用双手做按压抖动手法以整复减压。手法整复后，再做解痉止痛手法至结束。

行减压整复手法治疗后，患者的腰腿痛明显减轻，直腿抬高试验和腰活动度明显增加。

2. 用药 外贴活络膏。内服五灵二乌丸1粒/次，一日3次；制香片一包/次，一日3次。

3. 固定 嘱患者用弹力腰围固定，卧硬板床。

4. 功能锻炼 嘱患者主动积极进行"飞燕点水""五点拱桥式"和仰卧位交替抱腿旋转等锻炼，逐渐加量。

每周行减压整复手法两次（因患者照常上班工作）。两周后再行解痉止痛手法和药物治疗。并嘱患者加强和坚持功能锻炼。

经以上治疗一个月，患者腰腿痛消失，腰功能和直腿抬高恢复正常。

嘱患者继续用腰围适当固定一个月以及坚持腰背肌力锻炼。之后，患者腰部无异常症状，工作正常。

按语：

1976年时，我国还没有CT、MRI等医疗检测仪器（第一台全身扫描CT机1975年问世，我国1977年开始引进），对病患也不是必须进行椎管造影诊断。本案例根据临床症状体征检查和X线摄片检查，完全符合腰椎间盘突出症的诊断。笔者采用解痉止痛、减压整复手法，配合服用中药和腰围固定，加上患者积极进行腰脊功能的锻炼，在短期内取得了十分显著的效果，这是很值得总结的经验。由此可见，郑氏伤科手法和冯氏旋转手法对腰椎间盘突出症的治疗是很值得推广的有效治疗方法。

◎ 医案5-1-7　腰椎间盘突出症多次术后继发腰腿痛

1982年5月—7月，受联合国教科文组织的委托和资助，经国家体委批准，我们一行5人（其中4人为医务人员）参加了中国首次派出的中国运动医学代表团，前往美国洛杉矶市圣蒂奈娜医学中心（Centinela hospital medical center）进行学习交流，为新中国首次参加1984年第23届洛杉矶奥运会做好前站的准备工作。

因笔者在美国洛杉矶市治疗美国患者收到了奇效。代表团原计划留美时间为半个月，经该中心董事会研究，将整个代表团留美时间往后推迟为整三个月。美方要求笔者留在美国，遭到拒绝。

圣蒂奈娜医学中心康复中心主任Grace Fukuto在欢送会上说："你们开始来时，我们的医生是不相信中医能解决问题的。现在我看到你们治疗取得的疗效，使我们的医生相信中国医学了，这是一个很大的成功。"

我们被该医学中心授予了"名誉医生"的称号，并颁发了胸牌和医师工作服。

以下是笔者在美国治疗的两名典型病案，因治疗效果很好，笔者和患者受到美国洛杉矶电视台的专题采访。

Harrietta Moore，女，49岁

初诊时间：1982年5月。

现病史：患者肥胖体型，于1967年在工作中因举重物而致腰伤，美国某医院诊断为腰椎间盘突出症。10多年来患者因腰腿痛（右侧为甚）曾做腰椎手术五次，疼痛不减，行动困难。

专科检查：患者肥胖体型，跛行，腰骶部留有手术切口瘢痕。腰4、腰5棘突和棘旁压痛，脊柱右侧有根性疼痛，向右下肢放散疼痛。直腿抬高试验右40°，左70°。右臀、右小腿肌张力下降，腰屈伸功能受限。

CT检查显示（美国某医院）：腰5~骶1椎间盘轻度突出，右侧椎板被切除，腰4~5椎间盘轻度突出。

诊断：

腰椎间盘突出症多次术后继发腰腿痛。

治疗：

1. 手法治疗（郑氏手法）

（1）腹下垫枕，俯卧体位。先用松解腰脊、腰臀部筋肉手法，纵推横揉脊旁筋肉和脊柱，再指针点穴膈俞、十椎旁、肾俞、关元俞、秩边、臀边、环跳、委中、承山、阳陵泉、绝骨等穴。提拿跟腱，弹拨腘绳肌腱，提拿肩三对等以解痉止痛。

（2）再行还纳整复手法：先以摇晃脊柱、推压脊柱为主；再行斜扳法等；最后，行推脊、解痉止痛手法至结束。时间持续30~40分钟。

2. 功能锻炼　指导患者进行腰腹肌力功能锻炼。如腹下垫枕做腰背

肌力练习。每天坚持练习3次。

经过一个多月的治疗，患者腰部功能恢复，疼痛解除，直腿抬高正常，疗效良好。

按语：

详见病案5-1-8按语。

◎ 医案5-1-8 腰椎间盘突出症，退行性脊柱炎，高血压病

Rudy Lisa，男，74岁

初诊时间： 1982年5月。

现病史： 患者患高血压40多年，反复腰腿痛30多年。近一个多月来腰腿痛复发住进当地疼痛处理中心。因治疗无效，疼痛处理中心请笔者为他治疗。

专科检查： 患者胸腰脊柱轻度后弓畸形，跛行。腰3、骶1棘突压痛，脊旁右侧压痛明显；右侧梨状肌、臀外侧区压痛。直腿抬高试验右20°，左50°，腰屈伸功能受限。

X线摄片/CT检查显示： 腰椎椎体增生，腰4~5、腰5~骶1椎间盘突出，椎间隙变窄。

诊断（美国某医院）：

1. 腰椎间盘突出症。

2. 退行性脊柱炎。

3. 高血压病。

治疗：

因美医院方负责人见笔者治疗其他患者的疗效都满意，经患者和疼

痛处理中心主任同意，允许笔者在美国医院用中医的治疗方法（手法、针刺等）为患者进行治疗。

因Lisa高血压病较重，做腰腿痛手法必须备加小心。笔者特提出先用手法和针刺方法给患者降压，再进行腰部的手法治疗。美医院方主任和主管医生都感到十分惊奇，不相信中医手法和针刺能降低血压。他们以观望、疑惑的态度看笔者治疗，怕笔者搞"魔法"。他们不要笔者为患者测量血压，治疗前、后全部由美国医师负责检测。首次治疗前，患者的血压是220/110 mmHg，经笔者治疗后，降至170/100 mmHg，而且腰腿痛症状也明显减轻。在患者的要求下，经过笔者几次治疗，患者血压一直在稳定下降，腰腿痛症状也有很大减轻。

治疗前，美国医生认为笔者的治疗效果只是暂时性的，但事实证明，Lisa的血压一直在稳定下降。在我们将要离开美国时（总共治疗约一个多月），患者的血压最好时在119/79 mmHg。经过治疗，患者行动自如。他说，自己几十年没跳过舞，现在能跳"迪斯科"舞了。

中医的神奇治疗方法征服了美国人，洛杉矶电视台也采访了患者Lisa，笔者作为中国的中医医生感到自豪。

现将笔者的治疗方法介绍如下：

1. 手法治疗（高血压病）　采用双耳背降压沟，刺络放血，郑氏催眠法治疗，配合指针点穴。

（1）患者仰卧位：

①医者双手拇指在患者前额发际开始行分推手法，双拇指在太阳穴揉按，再沿颞部自头侧后分推，从发际逐渐向下依次做分推手法，直到眉端眶骨，反复数次。手法力量轻柔至中强度。

②双手五指端从头两侧发际开始，沿胆经方向，从前额向头枕部做掐压、推压手法。反复数次，力量中等强度。

③指针点穴上星、头维、百会、攒竹、太阳、丝竹空、内关、神门、足三里、三阴交、太冲等穴。

（2）患者俯卧位：

①指端掐压枕骨缘，提拿颈枕、颈部筋肉，提拿肩三对筋肉。

②从上向下平推颈部、背部筋肉，做20次以上，重点推颈7~胸7脊柱和脊旁肌肉，力度中等强度，最后轻推。

③点穴大椎、风门、身柱、风池、天柱、至阳等穴。

④做完腰部手法后，再轻推脊柱和脊旁的筋肉数次。

2. 腰腿痛手法治疗

可与以上手法同时进行，以松解整复减压为则。

（1）用掌根和全掌，采用先揉，后平推腰脊旁筋肉的手法，反复数次。

（2）双手拇指、五指呈钳状，从胸12（相当于太阳经走行方向）开始分拨脊旁筋肉直到髂嵴，做5~10次。

（3）根据患者疼痛情况，手拇指推压棘突椎板，做脊柱摇晃手法，从胸12~腰5脊椎。一般先做患侧的横推脊柱的摇晃手法，再做健侧的摇晃手法。

（4）拇指从胸12开始向前下方用力纵推脊柱，应逐节缓慢地进行，直到骶、椎骨，反复多次进行。

（5）手掌根横揉脊旁、臀部筋肉，再用掌根和全掌平推脊旁筋肉，再行斜扳法。

（6）指针点穴治疗，同医案5-1-7治法。

以上治疗，每周治疗四次。

3. 功能锻炼 腰部锻炼，每天坚持以下功能锻炼两次。

（1）腹下垫枕做"飞燕点水"练习，要求上半身抬高，双下肢低，每个动作之间可停顿2~3秒钟。

（2）交替抱腿旋转练习，要求在屈髋位进行。

（3）跪姿体位，做膝胸卧位"猫式"练习。

4. 固定 用腰围适当固定。

按语：

1. 此两例美国患者，关键是要仔细辨证辨型，分析患者长期腰腿痛的原因。女患者体胖，经五次手术，受累脊柱稳定性被破坏；多次手术，造成局部组织受损，络脉受损严重，局部组织粘连、瘀阻比较严重。患者体胖，缺乏腰腹肌力锻炼，故脊柱稳定性差，神经根受压而出现长期腰腿痛。男患者高瘦，患有40多年高血压病，多为肝肾精血不足、肝阳上亢为主证，筋骨萎弱、脊骨受损、血瘀气滞。美国当地医院诊断为：腰椎间盘突出症、退行性脊柱炎、高血压病。但该院治疗患者高血压未平复；治疗腰腿痛，只有理疗、体疗，而患者体疗做不到位，故疼痛不减。笔者治疗必须依照整体和局部辨证论治原则，故给患者调节血压和腰腿痛治疗同时进行，最后取得了奇效。

2. 笔者治疗腰椎间盘突出症的治疗原则是：以解痉止痛，受累脊椎整复，减压和增强脊柱稳定性为则；治法以手法和体疗为主，配合针灸、中药、理疗等综合治疗，是很值得提倡的治法。这也充分体现了中医整体与局部辨证相结合的科学理念。腰椎间盘突出症大部分患者都不需用手术治疗，这也是笔者几十年临床经验的一个深刻体会。

3. 依照美国法律，未取得该国医师执照者，不得给患者进行侵入性治疗和药物治疗。故此两病案只能用手法和运动疗法治疗之，针刺是后期经美医院方获准和患者同意后用之。

◎ 医案5-1-9　腰椎间盘突出症

袁×，男，48岁，四川某县某厂干部

初诊时间： 1991年6月。

现病史： 1991年3月，患者因搬运重物致腰扭伤。几天后出现左侧腰腿痛，症状渐重，在市某医院CT诊断为腰椎间盘突出症，经治无效，医生建议手术治疗。因患者不愿意手术，后到另一家医院诊治，效果也不明显。于三个月后来我院入院诊治。

专科检查：患者跛行，腰抗痛性侧弯，脊旁肌肉有轻度痉挛，腰4、腰5棘突和棘旁左侧压痛明显，左梨状肌区压痛，叩击腰骶部有左下肢放射痛。直腿抬高试验左30°（+）。腰屈伸功能受限。

CT检查显示：腰5~骶1腰椎间盘向后左突出明显。

诊断：

腰椎间盘突出症。

治疗：

1. 嘱患者卧硬板床休息。

2. 笔者同我院住院医师合作，用一般手法和针灸、中药进行治疗。经治疗半个月后，效果仍不明显。经与患者沟通后，同意先做腰椎硬膜外封闭，再行手法等治疗。接着，患者在市第三人民医院麻醉科行下腰椎硬膜外封闭，再送回我院住院部，来回约40分钟。经检查，患者腰及下肢无神经异常症状。

3. **手法治疗**　令患者坐于方凳上，在一助手配合下，笔者用冯氏旋转手法整复腰椎间盘突出。然后嘱患者俯卧床上，腹下垫枕，再行推脊摇晃、斜扳、按压等手法，以达整复减压目的。2小时后患者感觉腰腿痛明显减轻。嘱继续卧硬板床。

4. **用药**　内服制香片4片/次，一日3次；玄胡伤痛片4片/次，一日3次。外贴丁桂活络膏。

5. **推脊理筋手法**　两天后，指针肾俞、关元俞、秩边、环跳、委中、承山等穴。提拿跟腱等。嘱患者在弹力腰围固定下下床活动。

6. **功能锻炼**　加强腰背肌力练习，以"飞燕点水"静力性收缩练习为主，仰卧位做左右交替抱腿练习，逐渐加量。不得做前弯等活动。

经以上方法治疗约一个半月，患者腰腿痛基本消除并要求出院。嘱患者每周来门诊治疗两次，坚持腰腹力量锻炼，在弹力腰围固定下行走活动。出院约两个月随访，患者腰痛痊愈，开始正常工作。

> **按语：**
>
> 　患者身高1.80 m，体重较重，其腰椎间盘突出症系外伤所致，症状较重。虽然在其他医院采用针灸、药物和一般手法治疗，却很难对其腰椎间盘突出症整复减压，效果不佳。针对患者伤病特点，我们采用了在腰椎硬膜外行封闭术后再行冯氏旋转手法和郑氏推脊等手法治疗，达到了整复减压的目的，收到了十分满意的效果。经多年随访，患者愈后反应良好。

◎ 医案5-1-10　腰椎间盘脱出症

贺×，男，50岁，机关干部

初诊时间： 2012年4月26日。

现病史： 患者有多年腰腿痛史，曾在某医院诊治后基本恢复。患者于三周前因工作疲劳，在弯腰搬重物时突发腰腿痛。到本市某医院诊治，医生建议手术治疗，患者家属没同意。特前来笔者处求治。

专科检查： 患者拄双拐跛行。腰脊平直，脊旁筋肉发紧，腰骶部和腰5棘旁左侧有明显压痛、叩击痛，疼痛向下腰部和左臀部放散。直腿抬高试验左50°（+）。腰屈伸功能受限，主诉站立、行走时疼痛明显。

CT检查显示： 腰5~骶1椎间盘向后左较大块脱出。

诊断：

腰椎间盘脱出症。

治疗：

1. 手法治疗　患者俯卧位，腹下垫一薄枕。术者在其腰脊旁、臀部筋肉部位采用弹拨、推压、揉、按压等手法，并指针十椎旁（郑氏经验穴）、肾俞、关元俞、秩边、臀边、环跳、委中等穴，行较强刺激，提拿跟腱（均为健侧、患侧点穴指针），以达解痉镇痛目的。再用双手拇指用力横推摇晃腰脊，重点在腰骶部压痛点脊椎。再纵推脊椎，叩击腰骶和下腰部，最后让患者侧卧位，术者做左右斜扳法。

2. 针灸　取肾俞、关元俞、腰阳关、秩边、环跳、臀边等穴，电针行中强度刺激，留针20分钟，用TDP治疗仪照射治疗。

3. 用药　内服制香片4片/次，一日3次；五灵二乌丸5.5 g/次，一日3次。外贴丁桂活络膏。

4. 功能锻炼

（1）俯卧位，腹下垫枕，做"飞燕点水"腰背肌力练习。

（2）仰卧位，交替屈髋膝做抱腿练习，同时配合大腿展收练习。

（3）跪姿，双手撑床，做膝胸卧位"猫式"练习。每个动作做10次一组，做3~5组，每天进行2次锻炼，逐渐加量。

5. 嘱患者卧硬板床休息，下床活动时用弹力腰围适当固定。嘱暂不做前弯腰活动，不久站久走。

5月24日，在近一个月内，患者经过17次门诊治疗，收到了较为满意的疗效，已开始正常工作。只是久坐、久走时腰骶部略有不适感。

按语：

腰椎间盘脱出症（又称脱垂），因不能整复、还纳，以前都主张手术治疗。近20年来，我们在临床实践中发现，不少腰椎间盘脱出症患者经过中医治疗收到了较好或很好的疗效（有的患者腰部经疗愈后一点不痛，收到了较为满意的效果）。笔者认为，腰椎间盘突出症和腰椎间盘脱出症引起腰腿痛的因素有多种，故在诊断中应仔细查体，读片分析，认真辨证辨病，给予积极的治疗是首要，而不是武断地下结论，不经检查就进行手术治疗。在治疗中，鼓励患者配合医生，加强腰脊稳定性的肌力练习，加强自我防护，就能达到减轻炎性反应和减压的目的。本病案仅举几例，以供同行参考。

◎ 医案5-1-11　腰4~5椎间盘大块脱出症，腰5~骶1椎间盘膨出症，椎间孔狭窄，疑腰5椎弓峡部裂

陈×，男，67岁，遂宁市某村村民

初诊时间： 2016年11月15日。

现病史： 患者腰痛五年，加重50天。在当地医院诊断为腰椎间盘突出症，治疗效果不明显，患者不愿住院治疗，今来笔者处求治。

专科检查： 患者扶拐行走。腰脊平直，脊旁筋肉僵硬。腰5棘突压痛，右臀外侧区压痛，右侧梨状肌区压痛。腰屈伸旋转功能有明显受限。直腿抬高试验左0°，右80°。

CT检查显示： 腰4~5椎间盘向后、向左上方大块脱出，硬膜囊受压，椎间隙略变窄。腰5~骶1椎间隙狭窄，椎间盘向周围膨出，椎间孔狭窄，腰5椎体轻度向前滑移，疑腰5椎弓峡部裂。腰4~5椎体轻度旋转。（医案 5-1-11 图示）

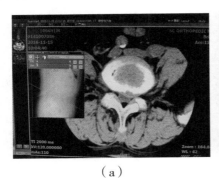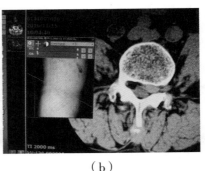

（a）　　　　　　　　　　　　（b）

医案 5-1-11 图示

诊断：

1. 腰4~5椎间盘大块脱出症。

2. 腰5~骶1椎间盘膨出症，椎间孔狭窄。

3. 疑腰5椎弓峡部裂。

治疗：

1. 运动监控　嘱弹力腰围适当固定，不久坐、久走、久站，不做过度前弯腰活动。

2. 手法治疗　患者俯卧位，腹下垫枕体位。术者用双手行弹拨、推、揉和指针手法，以解肌痉，通络镇痛。再用双手拇指横推、摇晃脊椎和纵推脊椎，以达整复减压之目的。（手法详见医案5–1–10）。

3. 针灸　取夹脊穴、肾俞、关元俞、腰阳关、次髎、秩边、腰3横突端、臀边（经验穴），用电针行中强度刺激，留针20分钟，用TDP治疗仪照射。

4. 用药　内服消增强骨片4片/次，一日3次；制香片4片/次，一日3次；祛风活络丸4片/次，一日3次。外贴丁桂活络膏。嘱患者外搽舒活酊，每日做2次按摩，用双手推揉、摩擦腰臀部筋肉至发热，并双手半握拳叩击腰骶部100～200次。

5. 功能锻炼

（1）患者俯卧，腹下垫枕体位，做腰背肌力练习，要求上半身平伸，略抬起为度。

（2）仰卧位，交替抱腿练习。

（3）跪姿位，做膝胸卧位"猫式"牵张练习。

（4）因患者年龄较大，要求刚开始时每个练习10次为一组，做3组，每天做2次，以后逐渐加量。

患者断续治疗共11次，于2018年1月15日复诊时，自诉双下肢已无不适症状，生活行动自如。只是久坐、久走时腰部略有酸胀痛感。

按语：

本案例不仅是腰4~5椎间盘脱出症，且还有腰5~骶1椎间盘膨出症，椎间隙、椎间孔狭窄等病变，为多节段受病，其症复杂严重，病程较长。笔者完全采用中医治疗，以达解痉镇痛、通络祛痹、整复减压，补肝肾、强筋骨和恢复腰腿功能之目的。因患者经济原因，在笔者处断续治疗11次，共有一年时间，患者得到了较好的康复。愈后生活自理，行动自如。特记下此案，供同仁们参考。

◎ **医案5-1-12 腰椎间盘脱出症，肾结石**

王×，男，50岁，眉山某乡镇村民

初诊时间： 2017年3月1日。

现病史： 患者因腰腿痛在眉山市某医院住院40天，经DR和MRI检查，诊断为腰椎间盘突出伴椎管狭窄，压迫右侧神经根。经治疗效果不明显，医生建议手术。因患者不愿手术治疗，今前来笔者处求治。

专科检查： 患者扶拐，行走困难。腰脊平直，脊旁筋肉发紧。腰5棘突和棘旁右侧压痛明显，腰屈伸功能有明显受限。直腿抬高试验右40°（＋）。

DR/MRI检查显示（眉山市某医院）：腰5~骶1椎间隙变窄，肾区可见多个致密影。腰5~骶1椎间盘向后右脱出。（医案 5-1-12 图示）

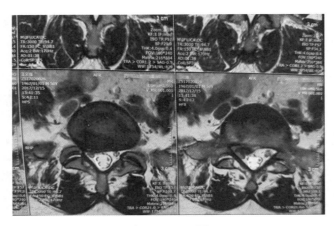

医案 5-1-12 图示

诊断：

1. 腰椎间盘脱出症。

2. 肾结石。

治疗：

1. 运动监控 嘱患者弹力腰围适当固定，不久坐、久走、久站，不做过度前弯腰活动。

2. 采用手法、针灸、理疗等治疗（详见医案5-1-11）。

3. 用药 内服制香片4片/次，一日3次；五灵二乌丸5.5 g/次，一日3次。外贴丁桂活络膏。其余用药同医案5-1-11。

4. 功能锻炼 详见医案5-1-11。

患者共来笔者处断续诊疗四次，坚持运动疗法和服用我院中药等治疗。2018年1月16日第五次来复诊时，患者自诉腰腿基本不痛了，只有时在晨起锻炼后有些酸痛。

按语：

本案例再次证明：腰椎间盘脱出症通过中医治疗是有良好效果的。笔者的体会是，对此类疾病应认真对患者进行临床检查，辨证辨病，仔细阅读CT和MRI的影像学资料，采取有针对性的有效的中医治疗和运动疗法，是能奏效的。只有少数腰椎间盘大块脱出患者又经中医治疗无效者可行手术治疗。

◎ **医案5-1-13 急性腰3~4左侧小关节扭错伤**

苏×，男，81岁，机关退休干部

初诊时间： 2015年5月5日。

现病史： 患者于一天前弯腰提物扭转时突然发生腰痛，疼痛牵及左下腹，症状渐重，前来笔者处求治。

专科检查：患者弯腰缓行。腰3、4棘突左侧有深压痛，脊旁筋肉痉挛，不能进行伸腰和旋转活动，上床、转侧困难。双下肢无神经异常体征。

诊断：

急性腰3~4左侧小关节扭错伤。

治疗：

1. 手法治疗

（1）搀扶患者上床，取俯卧位，腹下垫一厚枕呈牵张体位。术者双手五指在腰脊旁痉挛筋肉部位做分筋弹拨解痉手法数次，再行双手拇指推压摇晃腰3、4棘突，由左向右进行数次。指针双侧腰十椎旁、肾俞、臀边、委中等穴。提拿跟腱，行中强度刺激。

（2）术者双手拇指按压脊旁痛点，慢压慢放。再手掌交叉做分推腰3~4脊椎手法数次。患者立即感到腰痛大减。

2. 点穴 经手法后再点膈俞穴，提拿肩井穴，平推腰脊旁筋肉至结束。

以上治毕，患者立刻从床上转侧起身下床，站立行走，自诉"腰部基本不痛"，不断赞扬，高兴行走出室。

按语：

急性腰脊小关节扭错伤，中医称"腰部岔气"，西医称"小关节紊乱"或"滑膜嵌顿"。此病急且症状体征严重，如不能伸腰、转侧等。中医治疗此伤病有独到方法：以解痉镇痛手法整复之，多有立竿见影之效。实值得推广效之。

第二节
四肢骨折脱位医案（18例）

◎ **医案5-2-1 右肱骨外髁骨折（Ⅳ型骨折）**

黄×，男，13岁，学生

初诊时间： 1982年12月1日。

现病史： 患者半小时前站姿骑自行车摇摆玩耍，不慎摔倒。自行车撞在路边花圃的水泥坎沿上，人向右侧倒地，右手撑地致伤。当即右肘不能屈伸，疼痛肿胀，到我院急诊。患者自诉，右肘伤痛达半个小时。

专科检查： 患者右肘关节明显畸形，肘外侧有一较大血肿突起，可触及一锐利的骨折端，骨块可移动。肘外侧压痛明显，肘屈伸功能功能丧失，手指可活动。无明显神经、血管异常症状体征。经我院X线摄片显示：右肱骨外髁骨折，向外翻转90°，又水平轴（额状轴）旋转90°。（见医案5-2-1图示）

X线摄片检查显示： 右肱骨外髁骨折，骨折块向外、又水平轴（额状轴）旋转90°，折块断面翻向掌侧（属Ⅳ型骨折）。

诊断：

右肱骨外髁骨折（Ⅳ型骨折）。

治疗：

1. 冷敷 用毛巾放入凉水中浸泡拧半干，局部冷敷15分钟左右。

2. 分析X线片 术者在透视X线片下，反复分析患者外髁骨折块移

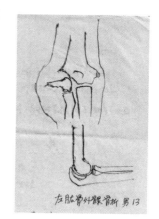

医案 5-2-1 图示

位的机制（患者做肘内翻活动时，骨折块可向外移动）。

3. 手法治疗（笔者与我院罗老师行手法整复）

（1）第一步，患者仰卧，左上肢外展约30°。一助手握住患者手腕（不牵引），另一助手固定住患者上臂。术者用拇指推折块向后（是推肱骨小头，而不是推刺入皮下的尖端），一手拇指端推住尖端的下面，同时，令远侧一助手将患者前臂内收（使肘内翻）、前臂内旋，再慢慢屈肘关节。目的是使骨块向后，以矫正水平位的旋转及向外翻转的改善，使断面相对。施行这种整复手法时可以明显感到骨块在移动。

（2）第二步，术者一手拇指压住伤肘外上髁上缘，另一手拇指推肘后骨折块后缘，同时令远侧一助手将患者前臂慢慢伸直（患臂在解剖位），一次就复位成功！术者马上检查肱骨外髁区：无骨块移位突出和活动感，无骨擦音。立即拍摄X线片在透视下检查，证明复位成功，对位良好。

（3）第三步，在患者屈肘20°～30°位，术者一手拇指推折块外侧，另一拇指推折块后侧，使折块嵌合牢稳。在术者固定下，让助手慢慢将患肢屈肘到90°～100°位，检查无异物活动感，肘关节活动好。

4. 固定　用肱骨髁上骨折小夹板固定患肢。用塔形纸压垫分别置于外内上髁区，后侧置一梯形压垫，用三条束带绑扎，铁丝托板固定于前臂旋后位，屈肘约20°位。嘱患者卧床，悬吊肘休息。用夹板固定三周，再用铁丝托板固定一周。

5. 用药　嘱医嘱内服三七粉、云南白药。外用活血散瘀洗药熏洗。

6. 功能锻炼　嘱患者做手指握拳活动。观察前臂、手指血液循环情况，防止束带过紧发生缺血性肌挛缩。令患者主动做伤肘屈伸功能练习。

伤后第35天，患者右肘轻微肿胀，骨折压痛不明显，肘屈伸功能达0°，20°，110°活动范围，其余反应良好。

一个多月后，患者伤肘屈伸功能完全正常，无疼痛。

X线摄片检查显示：骨位好，骨折线模糊。

2015年8月随访，患者告知，33年来右肘无异常，工作、运动正常。

按语：

本案例患者伤病属肱骨外髁骨折Ⅳ型，用手法很难复位。绝大部分医者都采用手术复位后固定治疗或全手术治疗。由于我们进行了早期及时的治疗，在认真分析了肱骨外髁骨块翻转的受伤机理，对透视下的X线片进行了仔细的分析研究，采用了逆受伤机制的整复方法，一次性就取得了十分满意的整复效果。在中后期，教给患者积极的功能锻炼方法，使患者很快恢复了右肘关节功能。33年随访，患者右肘屈伸功能无任何异常。

有关手法整复，在案例治疗中已有详述，仅供同行们在今后医疗实践中参考。

◎ 医案5-2-2　左肱骨髁间粉碎性骨折

曾×，女，52岁，某医院职工

初诊时间： 1987年夏，具体日期不详。

现病史： 患者于三天前在家里浴室跌倒，左手撑地致左肘伤，当即左肘剧痛肿胀不能活动，收入患者所在医院骨科住院。经X线摄片检查，诊断为左肱骨髁间粉碎性骨折。该院主张手术治疗，因患者肘关节功能不好，未能同意。该院沈某、饶某医师推荐来我院进行诊治。

专科检查： 患者左肘关节肿大，内侧有轻度皮肤瘀青，肱骨远端环形压痛，触及内外上髁有骨擦音。肘关节功能丧失，手指可活动屈伸，无神经异常症状体征。

X线摄片检查显示： 左肱骨髁间呈"Y"字骨折，折线波及关节面，内外髁向外翻旋转，向后移位，关节面错位不平整，骨折近端前移，轻度嵌插，骨断端有小碎片。

诊断：

左肱骨髁间粉碎性骨折。

治疗：

1. 手法治疗　由华西医院麻醉科医生进行臂丛神经阻滞麻醉。笔者与我院罗老师共行手法整复。

（1）手法整复　患者取坐姿，一助手双手分别握住患者伤肢上臂上段，另一助手双手握持患者伤肢前臂，远端做适当牵引，医者两手抱住患者伤肢肱骨内外髁做抱髁挤压合拢手法，重复多次。医者双手持续抱住患者髁部，令远侧牵引助手在牵引下为患者做屈肘活动两次。同时医者双手拇指按压近骨折端，以矫正近端的前移位，使关节面恢复正常平整。在X线摄片后透视检查，发现仍有少许移位，医者再次行上述手法整复一次。

（2）固定　采用髁间骨折塑形小夹板固定。后板、内板置梯形垫，外板置塔形垫，前板置一薄棉垫。将患者肘关节固定在屈肘90°位，外置铁丝托板固定。在放射科机下透视，显示骨折对位较好，关节面略不平整，近折端轻度移位。患者取卧位，伤肢外展约45°、屈肘90°位固定，托板悬吊抬高。一周后X线摄片复查，骨位对位较好。

2. 用药　三周内，遵医嘱内服七厘散、制香片各1包/次，一日3次。三周后，内服归香正骨丸6 g/次，一日3次；制香片用量同上。六周后改服接骨丸。

3. 伤肢监测　固定抬高伤肢卧床三周，随时观察伤肢远端血供，有无肿胀及手指活动异常等情况，及时调整束带松紧度。

4. 功能锻炼　复位当天就鼓励患者做手指屈伸等活动。

一周后，患者骨折处肿胀明显消减，开始做用力握拳的静力练习。

两周后，患者功能锻炼逐渐加量。

三周后，伤肢肿胀大消，骨折处不痛。患者开始下床活动。医者改变其屈肘角度并令其在卧位开始做屈肘的活动。X线摄片复查显示：骨位稳定。

四周后，医者配合舒活酊外搽行手法按摩。嘱患者加强主动伤肘屈伸功能锻炼。

六周后，经X线摄片检查显示：骨位稳定，有骨痂形成，折线略模糊。去除小夹板固定，行手法治疗，加大伤肘屈伸功能锻炼和旋转等活动。

按以上方法治疗，患者共住院两个半月。出院时，肘骨折处有轻度肿胀，无压痛，肘屈伸功能达0°，40°，110°。患者出院后，继续看门诊进行功能恢复治疗。治疗四个月后，患者肘屈伸功能达0°，20°，120°，肘部活动时已不痛。

15年随访，患者左肘屈伸功能基本恢复，肘关节无肿痛症状。

按语：

肱骨髁间粉碎性骨折是一种十分严重的关节内骨折。在20世纪90年代前，西医大都采用手术治疗，其疗效不太满意。而中西医结合治疗此类骨折则有较好的疗效，这是值得研讨和提倡的。

此例患者治疗取得了较为满意的疗效，有以下几点值得总结：

1. 此例关节内骨折筋骨受损严重，关节肿胀很大，故在手法整复时采用了精准的复位手法。手法要领：不主张猛力牵引，因易使分离的内、外踝骨折块分离，使抱髁整复手法失败；因此，在适当牵引下行抱髁复位手法比较稳妥。抱髁时须仔细分析内、外髁分离及旋转情况再进行精准的复位手法。

2. 鉴于患者是上肢关节粉碎性骨折，故在手法整复时不去一味追求解剖复位（事实上是不易做到的），而是尽量使肱骨内、外髁骨块关节面平整为要，这也是此类骨折治疗能够获得满意疗效的关键。

3. 早期进行消肿加之患者早期积极主动的功能锻炼，是本案骨折愈合加快及功能基本恢复的关键治疗方法之一。伤肢悬吊抬高以及在小夹板固定下进行功能锻炼，对关节面模造、骨折愈合和患肢的功能恢复具有重要作用。

4. 需要指出的是，根据笔者治疗不少此类骨折患者的经验，若骨折移位严重，肘部肿胀严重者，不宜急于进行手法整复和固定；应在托板固定悬吊

2~3天，待肿胀消减后再行整复手法为宜。在固定期，应特别注意伤肢端的血液循环、肿胀消减和手指活动情况，以便随时调整夹板束带的松紧度。

◎ 医案5-2-3 左肱骨髁间粉碎性骨折

刘×，女，21岁，金堂县某镇村民

初诊时间： 1972年7月。

现病史： 患者于一周前在劳动中跌倒，左手撑地致左肘伤，在当地医院诊治无效，经X线摄片检查，诊断为左肱骨髁间粉碎性骨折，后转入我院诊治。

专科检查： 患者左肘关节肿大，外侧有皮下瘀血，肱骨内、外髁区有明显压痛，可触及骨擦音。外髁区可触及一骨块刺入皮下，未破皮，可移动。肘关节功能丧失，手指能屈伸活动。无明显神经异常症状和体征。

X线摄片检查显示： 左肱骨髁间粉碎性骨折，折线呈"Y"字形，波及肱骨小头近滑车的关节面。内、外髁大骨块向外翻转，外髁外侧有一翻转小骨块，骨折近端向前下嵌插错位。（医案5-2-3图示）

诊断：

左肱骨髁间粉碎性骨折。

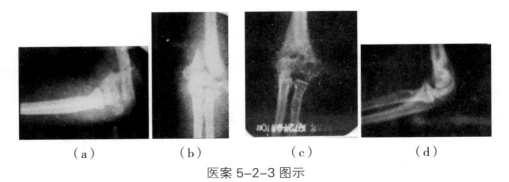

（a）　　　　（b）　　　　（c）　　　　（d）

医案5-2-3图示

治疗：

1. 手法治疗　在无麻醉情况下，患者由两助手适当牵引，医者两手行抱髁手法整复骨折。在持续牵引和抱髁下，做前臂屈肘活动数次。

2. 固定　患者在持续屈肘位牵引固定下，用肱骨髁间骨折塑形小夹板和塑形压垫（梯形、塔形）束带固定伤肢，用铁丝托板屈曲90°，再用绷带包扎固定。

X线摄片复查显示（牵引固定后）：骨位较好，关节面基本平整，肱骨外髁略向外旋转，外侧一小骨块仍有旋转。

3. 手法整复　再行一次以上手法整复（见本医案"1. 手法治疗"）。

X线摄片复查显示（手法整复后）：肱骨外髁小骨块仍有旋转。

4. 固定　同"2. 固定"方法。用小夹板、托板固定于屈肘90°位，悬吊伤肢，卧床半个月。

5. 用药　内服七厘散1包/次，一日3次；制香片1包/次，一日3次。两周后，患者肿痛明显消减，改服归香正骨丸6 g/次，一日3次；制香片服法同前。五周后改服接骨丸6 g/次，一日3次。

6. 功能锻炼　在卧床、固定骨折处这两周内，鼓励患者主动进行握手和静力性屈肘用力活动，逐渐加量。两周后开始下床活动。三周后X线摄片复查显示：骨位稳定。用手法整复后复查X线片显示：改变屈肘角度。四周后，开始用舒活酊涂搽行手法按摩，隔日一次。患者在夹板固定下，开始做屈伸肘关节活动。

经过以上治疗，患者共住院一个半月出院。X线摄片复查结果同前。骨折处有骨痂形成，肘关节轻度肿胀，折端压痛不明显。肘可主动进行屈伸活动约60°。

出院后去除托板，只用小夹板固定。患者每周到门诊两次治疗，半个月后去除小夹板固定。鼓励患者加大屈伸肘关节活动。

患者伤后四个月复查，肘关节功能达到了0°，10°，120°。只是肘外侧翻转的小骨块刺入皮下，除局部有压痛外，其余无明显异常。

患者一年后复查，左肘关节功能基本恢复。患肢伸直、屈肘略差于健侧；如活动久了，肘外侧小骨块有轻微疼痛。建议手术切除突出骨块，患者不同意。

> **按语：**
>
> 详见医案5-2-2中所述。

◎ 医案5-2-4 右肱骨髁间粉碎性骨折，鹰嘴区软组织挫裂伤

贾×，女，18岁，旅游局职工

初诊时间： 1985年春，具体日期不详。

现病史： 患者于四天前在行走中滑倒，右手撑地致肘伤，在当地诊治。经X线摄片检查，诊断为右肱骨髁间粉碎性骨折。由其母亲送来我院诊治，后住院治疗。

专科检查： 患者右肘关节肿胀明显，肘后鹰嘴区有一小片皮挫裂伤痕，与骨折关节腔不相通。肱骨内、外髁区压痛明显，有骨擦音，肘屈伸功能丧失，手指可活动，无明显神经异常症状体征。

X线摄片检查显示： 右肱骨髁间粉碎性骨折，呈"Y"字形，外、内髁向外有明显旋转，折线波及滑车与肱骨小头交接处，关节面不平整，折端有小碎片。

诊断：

1. 右肱骨髁间粉碎性骨折。

2. 鹰嘴区软组织挫裂伤。

治疗：

1. 悬吊牵引 因患者伤处肿胀较重，不宜马上做鹰嘴牵引、手法整

复及小夹板固定。笔者采用自制塑形铁丝托板呈"乚"形，肘屈90°位将伤肢固定，并将前臂行皮牵引，向上牵引重量1 kg；毛巾套住前臂上段做肱骨牵引，牵引重量2.5 kg。伤肢呈上臂外展45°，屈肘90°位，托板远端钻孔用绳索系住悬吊。鹰嘴区挫伤皮肤每天常规进行换药处理。

2. 手法治疗　经过以上悬吊、固定牵引三天后，患者伤肘肿痛明显消减，皮伤好转，无分泌物。医者开始行整复手法如下：在适度牵引下，双手抱髁行推挤整复手法，并用肱骨髁间骨折夹板、压垫固定。继续用上托板固定，行皮牵引、毛巾套牵引，体位同前。床旁X线摄片检查显示：骨位较好，但两髁有轻度旋转，关节面略不平。两天后，再行上述整复手法一次，继续固定。嘱患者做手指握拳静力收缩活动。

3. 用药　半个月内，服七厘散1包/次，一日3次；制香片1包/次，一日3次。半个月后因伤肘肿痛大消，改服归香正骨丸6 g/次，一日3次；制香片1包/次，一日3次；一个月后内服接骨丸1粒/次，一日3次。

4. 功能锻炼　住院10天后，患者伤肘肿痛消减，肘后皮挫伤结痂。嘱患者开始在伤肘固定下主动做屈肘活动和握拳等功能练习，逐渐加量。20天后，调整托板角度为60°，继续加大屈肘和伸肘活动。

经过以上治疗，患者伤后一个月去除托板开始下床活动。医者用舒活酊搽患处行手法按摩，鼓励患者在夹板固定下加强肘屈伸功能锻炼。

患者共住院一个半月出院。X线摄片复查显示：右肱骨髁间粉碎骨折骨位对位较好，关节面轻微不平，折线模糊。患者右肘轻微肿胀，无压痛，伤肘屈伸功能达0°，15°，120°。

患者出院后，继续在门诊治疗，每周一次。主要用舒活酊涂搽行手法按摩等。嘱患者继续做肘摇晃、屈伸等功能练习。

半年后随访，患者右肘屈伸功能基本恢复正常，无疼痛等异常反应。

按语：

本案例虽是肱骨髁间粉碎性骨折合并鹰嘴区软组织挫裂伤。由于采取了自制牵引托板固定悬吊抬高，加之精准的手法整复，抱髁小夹板固定，在牵引下对患者进行早期肘关节功能锻炼等治疗，使本案取得了十分满意的疗效。这些方法也是治疗环节取得优效的关键。

◎ 医案5-2-5　右尺骨上段、鹰嘴粉碎性骨折合并桡骨小头向前、外侧脱位，肘后软组织挫裂伤

龙××，男，50岁，西昌某矿务局职工

初诊时间： 1974年夏，具体日期不详。

现病史： 20天前在矿山爆破中，患者不幸被爆炸飞起的石块击中右肘致伤，当即被送往当地医院抢救治疗。该院对患者肘后软组织挫裂伤只做了清创缝合术和托板固定。因患者骨折脱位严重，到成都多家医院诊治，都主张做关节融合术，患者不愿意，后来到我院求治。

专科检查： 患者右肘关节肿胀明显、发硬，呈屈肘畸形。肘后侧伤口基本愈合，已干痂，无分泌物。肘关节环形压痛明显。肘屈伸和前臂旋转功能有明显障碍。手指可活动，无明显神经异常体征。

X线摄片检查显示： 右尺骨上段、鹰嘴粉碎性骨折，骨块分离，旋转错位，桡骨小头向前、外侧全脱位。（医案5-2-5图示）

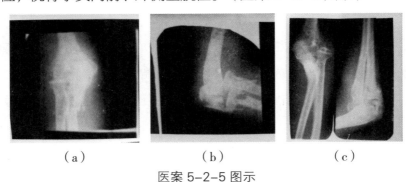

（a）　　　　　　　（b）　　　　　　　（c）

医案 5-2-5 图示

诊断：

1. 右尺骨上段、鹰嘴粉碎性骨折合并桡骨小头向前、外侧脱位。

2. 肘后软组织挫裂伤。

治疗：

患者系右肘关节严重骨折脱位和软组织损伤，又坚持不到医院做关节融合手术治疗。笔者向患者讲明了伤病的严重情况和治疗意见。患者同意笔者意见，愿意"死马当作活马医"，如果保守治疗不成功，再考虑做关节融合手术。

1. 手法治疗　先用舒活酊涂搽，然后在伤肢和肘周围筋肉做捏、拿、推压等手法，以舒筋活血、消肿止痛、松解粘连；再在前臂牵引下，术者多次用捏、推挤手法整复骨折，尽量使尺骨对位，让鹰嘴骨块靠拢成形。要求不得用暴力一次性整复。每周行手法整复两次。

2. 固定　用棉垫适当加压包扎，铁丝托板固定肘屈80°位并卧床，抬高伤肢，尽快让其消肿。

3. 用药　内服七厘散、三七散（半月量）各1包/次，每日3次。

4. 功能锻炼　嘱患者在伤肢固定下尽量做握拳和屈肘静力性收缩活动。

经以上治法治疗三周，患者伤肢肿胀明显消退，压痛不明显，肘关节有一定活动度，手指活动有力。

二诊：

1. 手法治疗　术者每次用舒活酊涂搽伤肢行按摩、捏、提拿、推压伤肢和肘部筋肉。

2. 固定　伤肢改用弹力绷带包扎固定，用三角巾悬吊胸前。

3. 用药　内服归香正骨丸（半月量）6 g/次，一日3次；制香片1包/次，一日3次。外用活血散瘀洗药，每日1次。

4. 功能锻炼　嘱患者加强肘屈伸和前臂旋转功能锻炼，以动力性和静力性练习交替进行，并逐渐加量。要求不得用被动的扳、屈、伸等手法损伤肘关节。

三诊：

伤后五周，患者伤肘有轻微肿胀，不痛，肘屈伸活动度明显增加。手法治疗同前。内服药改服接骨丸（一月量）6g/次，一日3次。嘱患者继续加强肘屈伸和前臂旋转的功能锻炼。

经过以上治疗一个多月，患者右肘关节无明显压痛，肘屈伸活动功能大增，活动度达0°，30°，80°，桡骨小头有松动。

X线摄片复查显示：右尺骨上段、鹰嘴骨折部对位较好，有大量骨痂，尺骨上段向外成角，桡骨小头向前、外侧脱位。治疗、用药同前。

患者伤后半年复诊随访，患者伤肢不痛，肘屈伸活动度达0°，10°，80°，活动时桡骨头有活动感，但不痛。患者还表演双手悬吊单杠活动。为工作和生活能够完全自理感到满意。

按语：

本案是一例由高速直接暴力引起的肘关节骨折脱位、肘后软组织挫裂的严重损伤。入院时因该患者病程已达三周，其治疗难度很大。要恢复肘关节的部分功能，一般来说可能性很小。该案例伤肘之所以能取得较好的活动度，达到恢复伤肘关节一定活动功能的目的，关键在于：诊治前，笔者认真分析了伤情；诊治中，采取了尽快消肿，防止骨膜粘连以及多次轻手法整复骨折等方法；加之尽量理顺骨块，使尺骨鹰嘴关节面靠拢成形，让患者早期主动进行伤肘和前臂功能的锻炼，利于骨折愈合和关节面模造。

须注意的是：因患者桡骨小头脱位和软组织损伤严重，若一味行手法整复，易造成骨粉碎性骨折的移位且难以固定，影响功能恢复。故笔者采取了任其松脱，随肘关节伸屈活动而动的方法，对前臂旋转功能影响不太明显。

此例系个案，取得的疗效仅供同仁们参考。

◎ **医案5-2-6 右肘关节向外后上旋转性完全脱位合并肱骨内上髁骨骺撕脱性骨折，肘内外侧副韧带等组织完全撕裂伤，尺神经损伤**

游××，男，14岁，中学生

初诊时间： 1975年3月31日。

现病史： 患者于1个半小时前在学校单杠活动中不慎跌下，右手撑地，致肘关节伤，被学校紧急送来我院急诊。

专科检查： 患者痛苦面容，右肘关节严重旋转畸形，前臂呈过度外展旋后位。肘关节肿胀明显，疼痛剧烈，自诉手指疼痛、发麻。肘后三角骨性关系消失，肘内、后、外侧压痛尤其明显，可触及脱出的肱骨内髁、鹰嘴和桡骨小头。肘关节功能丧失，前臂不能活动。手指活动障碍，无名指、小指尤为明显。

X线摄片检查显示： 右肘关节畸形。正位片显示：桡尺骨近端旋后向肘外侧完全脱位，与肱骨近端呈90°角，肱骨内上髁骨骺于外髁外下方。侧位片显示：尺骨鹰嘴向后上完全脱位，关节间隙有一游离骨块。（医案5-2-6图示）

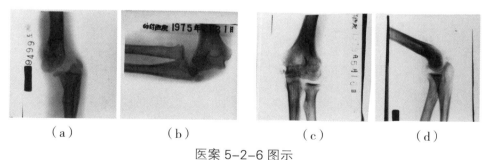

（a）　　　　（b）　　　　（c）　　　　（d）

医案5-2-6图示

诊断：

1. 右肘关节向外后上旋转性完全脱位合并肱骨内上髁骨骺撕脱性骨折。

2. 肘内外侧副韧带等组织完全撕裂伤，尺神经损伤。

治疗：

1. 手法治疗

（1）令一助手双手握持住患者右上臂中段，术者右手握持住患者肱骨下端内侧，左手握持患者前臂下段轻力拔伸牵引，再慢慢将伤肢前臂旋后，并向远侧牵引，将前臂内收呈伸直位，以矫正肘向外旋转性脱位。

（2）然后，术者双手掌对向抱挤伤肘关节两侧，以矫正伤肢向外侧向脱位，使肘关节呈后上脱位。

（3）术者左手握持伤肢前臂远段做屈肘牵引，同时右手拇指顶住鹰嘴，余四指抱住肱骨下端前方做推压手法。以整复肘关节后上脱位。再用拇指向后上行推挤手法，整复肱骨内上髁骨骺。

（4）经上述在无麻醉状态下行手法整复，且一次性复位成功，患者无明显痛苦。伤肘关节被动屈伸活动较好，无骨块嵌入关节障碍。遂用棉垫加压，绷带包扎，铁丝托板固定屈肘90°位。

X线摄片复查显示：右肘关节完全复位，肱骨内上髁骨骺向下移位。

2. 用药　内服制香片（一周量）1包/次，一日3次。

3. 嘱患者卧床休息，并适当抬高伤肢。

4. 功能锻炼　嘱患者主动做握拳以及屈肘位肱二头肌静力性收缩等功能锻炼。

二诊（三天后）：

患者右肘肿痛明显消减，内侧有明显皮下青瘀，手指有轻微发麻感，但可做握拳活动。

处理：同前，嘱下床活动，加大功能练习量，并做肩臂抬举等活动。伤肘外敷新伤消肿散加大黄、黄柏、黄芩，用蜂蜜水调敷。

三诊（一周后）：

右肘轻肿，皮下青瘀消减。手指活动轻度受限。

处理：外敷新伤消肿散加川红花、赤芍、川芎，用蜂蜜水调敷。内服药同前。肘屈70°位用托板固定。嘱患者加强功能练习量。

四诊（两周后）：

患者右肘轻肿，轻度压痛，手指活动度有增加。

处理：内服归香正骨丸（半月量）3 g/次，一日3次。外敷药同前。医者用舒活酊涂搽行手法按摩，以捏和推压等手法以舒筋活血消肿。去除托板固定，改用弹力绷带包扎固定。嘱患者主动加大伤肘屈伸活动。

五诊（四周后）：

右肘轻微肿胀，压痛不明显，伤肘屈伸活动度在70°左右，手指活动较好，无名指、小指轻微发麻。

处理：内服接骨丸（半月量）3 g/次，一日3次。外用活血消瘀洗药熏洗。嘱患者加大伤肘屈伸和前臂旋转等活动，静力性和动力性练习交替进行。禁止用被动扳法进行伤肘屈伸的活动。

六周后复查，右肘肿胀不明显，无压痛，伤肘屈伸活动度可达110°，手指活动好，手麻现象不明显。

X线摄片复查显示：右肘关节对位好，内上髁骨骺向前下方分离。

处理：可以只外用舒活酊涂搽行按摩手法。外用活血散瘀洗药。

伤后约两个半月，患者右肘关节功能恢复正常，无疼痛，手指活动好。无名指、小指略有麻感。

按语：

本案为肘关节向外后上旋转性完全脱位合并骨折，肘内外侧副韧带撕裂和尺神经损伤，十分少见，为一种严重的脱位骨折伤。笔者仔细检查伤情，认真分析X线片，在无麻醉状态下，采用了拔伸牵引，逆受伤机制的整复方法，一次整复成功。整复成功的关键是：首先矫正前臂过度外展外旋畸形，采用轻力牵引，慢慢将前臂畸形矫正，将严重的侧向旋转全脱位改变为单纯的肘关节向外后脱位；然后在轻力牵引下，采用双手抱髁手法矫正侧向脱位，这样可避免肱骨内上髁骨骺嵌入关节间隙中；最后术者用牵引伸屈推压手法整复伤肘的向后脱位。

　　此类脱位骨折伤，其肘关节韧带、关节囊撕脱严重，若处理不当极易加重损伤，肿痛严重，发生骨化性肌炎和功能障碍。因此在一次整复成功后，笔者采用了棉垫加压包扎，托板固定和抬高伤肢的方法，并采用了内外用药等治疗，达到了防肿、消肿和止痛的目的。从手法整复的第一天开始，我们就禁止被动的屈伸扳法治疗，患者也在医生的指导下进行了积极主动的功能锻炼，这也是患者右肘功能恢复较好的关键之一。

　　关于肱骨内上髁骨骺分离问题，因本案患者肘内侧韧带等组织撕裂十分严重，故不必过于追求其完全复位，一般都能纤维连接，对肘关节功能恢复没有任何影响。

◎　医案5-2-7　右肱骨外科颈骨折（外展型）

常×，女，31岁，成都市某医院职工

初诊时间： 2001年7月。

现病史： 患者半月前因遭遇严重车祸，车坠于岩下，致右肩部骨折。在当地抢救，诊断为右肱骨外科颈骨折等伤。后因骨折成角移位，于伤后半月到我院住院诊治。

专科检查： 患者右肩轻度肿胀，发硬，肱骨上端有明显压痛，上臂上举、展收等功能明显受限。手指无神经异常体征。

DR检查显示： 右肱骨外科颈骨折，向前、内侧成角畸形，骨折远端有嵌插移位，肱骨头向外后旋转。

诊断：

右肱骨外科颈骨折（外展型）。

治疗：

1. 手法治疗　患者取坐姿。一助手双手用床单布从患者腋下穿过，固定住肩部，另一助手双手握住患者上臂远段和前臂，令两助手配合，做伤肢外展拔伸牵引约1分钟。术者双手拇指顶住肱骨头，其余四指把持住骨折远端，令远侧牵引助手在持续牵引下做伤肢内收，同时术者双手做推压提拉手法，以矫正肱骨向内嵌插成角移位；再令远侧助手持伤肢屈肘位牵引。术者双手拇指置于骨折远端，其余四指抱持住肱骨骨折前方，令远侧助手在牵引下用力将伤肢抬举过顶，同时术者双手用推挤按压手法，以矫正骨折向前成角畸形。

2. 固定　整复手法后，X线摄片复查显示：骨折对位较好，无明显成角畸形。术者将伤肢在牵引下慢慢放下呈内收位。用肱骨外科颈骨折夹板、压垫，将骨折固定于内收、内旋位。

3. 用药　七味三七口服液10 ml/次，一日3次；创伤宁3片/次，一日3次。

4. 功能锻炼　嘱患者可做手指和适度屈肘活动。

患者共住院半个月。X线摄片复查显示：骨位稳定。嘱患者继续固定半个月。内服归香正气丸6 g/次，一日3次；创伤宁3片/次，一日3次。因患者父母是骨科专家，后期功能康复很快，骨折处愈合良好。

2018年5月随访，患者右肩功能一直正常，无任何疼痛等异常症状。

按语：

　　肱骨外科颈骨折，外展型是较常见的近关节部位的骨折。重者常合并有大小结节等骨折，临床上手法整复有较大难度。本案是一位病程达半月且骨折成角移位、畸形明显的患者。因其骨折线清晰，术者采用了拔伸牵引，展收过顶、推挤、按压等手法整复骨位，矫正成角畸形，取得了十分满意的效果。特记录在案。

　　笔者认为，用手法矫正成角畸形移位十分重要！必要的夹板固定和早期的功能锻炼，对患者骨折功能尽快恢复具有重要作用。

肱骨外科颈骨折病例在我院收治较多，笔者有长期的临床诊治经验。采用拔伸牵引、逆受伤机制的整复方法，一般都很成功且疗效满意。笔者认为，此类骨折一般都不主张手术复位方法，只有极少数严重的肱骨近端粉碎性骨折或手法整复失败者可以考虑手术治疗。

◎ **医案5-2-8　右尺骨中段骨折合并桡骨头完全脱位（孟氏骨折伸展型）**

卓×，女，13岁，学生

初诊时间： 1991年12月1日。

现病史： 20多分钟前（当天下午4点），患者骑自行车跌倒，右手撑地致右肘、前臂受伤，当时未做任何处理，紧急送往我院急诊。

专科检查： 患者健手扶持伤手体位，右肘、前臂肿胀较明显，肘前外侧突起畸形，前臂向掌侧突起畸形。肘外侧可扪及向前脱出的桡骨小头，外髁下方凹陷，前臂掌侧中段皮下可触及尺骨中段骨折端，局部有0.3～0.7 cm皮伤血痕。肘前臂功能完全丧失，拇指发麻，手指可活动。（医案5-2-8图示）

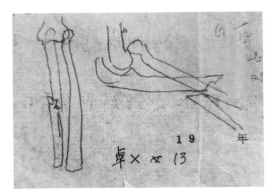

医案5-2-8图示

X线摄片检查显示： 右桡骨头向前外上侧完全脱位，尺骨中段斜形骨折，远端向背尺侧移位全宽度，重叠向掌侧成角约30°，尺骨近端骨尖刺入皮下。

诊断：

右尺骨中段骨折合并桡骨头完全脱位（孟氏骨折伸展型）。

治疗：

1. 手法治疗

（1）整复复位：无麻醉状态下，患者仰卧位，一助手固定其肱骨下段，另一助手握持住其手腕部做拔伸牵引，同时，术者双拇指向内、向后用力推挤、按压向前外侧脱出的桡骨小头，可听见桡骨头复位声。

（2）令助手将患者前臂于中立位，屈肘约100°，以使其桡骨头稳定。在此体位下，术者双手做夹挤分骨和推挤手法矫正尺骨骨折移位，可听到有骨擦音。

（3）最后，术者捏住骨断端，轻微摇碰一下，以使骨折处能对位准确。

2. 固定　骨折前臂用小夹板固定，将患肢固定于前臂中立位、过度屈肘位，外用铁丝托板固定。以上体位固定三周。

X线摄片复查显示：右桡骨脱位完全复位，尺骨中段骨折对位、对线好，远端轻微向掌移位。

3. 用药　遵医嘱内服创伤宁。

4. 功能锻炼　鼓励患者做手指屈伸握拳等活动。

伤后三周，伤肢前臂肿胀大减，骨折处和肘关节已不痛。改为前臂中立位屈肘90°再固定三周。内服归香正骨丸6 g/次，一日3次。加强握拳和手腕活动。X线摄片复查显示：骨位良好，尺骨骨折处有少量骨痂。

伤后六周，伤肢不肿，骨折脱位处无明显压痛。处理：去除小夹板和托板固定，用舒活酊行手法按摩，以加强伤肘屈伸功能和前臂旋转活动。内服接骨丸6 g/次，一日2次。

伤后八周，X线摄片复查显示：尺骨骨折线模糊，骨愈合较好，桡骨小头无移位，患者肘屈伸功能，前臂旋转较好，功能基本恢复。

伤后12周，患者伤肢功能完全恢复。

按语：

本例患者属孟氏骨折伸展型。西医一般主张手术治疗；而中医手法整复有时不理想，原因是小夹板难以固定住桡骨头脱位和尺骨骨折。因学习了天津医院中西医结合治疗骨折的经验，我院首先开展了"整复桡骨头脱位"的治法，并在前臂中立位过度屈肘位固定下能稳定住桡骨头。桡骨头复位后，尺骨骨折的重叠成角自然得到了解决。术者只需用手法整复尺骨前后侧向的移位，整复较容易成功。所以在本案例，我们采用了手法治疗，一次性就整复成功，对位也十分令人满意，很值得总结。我们运用此手法整复、固定治疗伸展型孟氏骨折取得满意疗效，笔者认为很值得推广应用。

◎ 医案5-2-9 左尺桡骨下段双骨折合并下尺桡关节分离（特殊型盖氏骨折）

辜×，男，9岁，小学生

初诊时间：1995年10月1日。

现病史：患者于两天前在运动玩耍时，不慎从1m高处跌下，左手撑地致伤。在成都市某医院行X线摄片检查，诊断为左尺桡骨双骨折。经手法整复未成功。两天后来我院诊治。

专科检查：患者左前臂及腕肿胀明显，尺桡骨下段有明显压痛，腕关节压痛，手指可活动，前臂屈伸、旋转功能丧失，手指无神经异常症状体征。

X线摄片检查显示：左尺桡骨下段横、短斜形骨折，尺桡骨向桡背侧成角，骨间隙变窄。尺骨下段骨折轻度移位，桡骨远端背移全宽度，桡移位1/2，重叠约0.5 mm。下尺桡关节纵、横向分离。

诊断：

左尺桡骨下段双骨折合并下尺桡关节分离（特殊型盖氏骨折）。

治疗：

1. 手法治疗　在局部浸润麻醉下，行手法整复。两助手分别握持患者手、肘部行左前臂旋前位适当牵引，术者双手夹挤分骨尺桡骨下段骨间隙，并挤拉桡骨近端，以矫正尺桡骨成角畸形和桡骨向桡侧移位。然后令远侧助手加大用力拇桡侧的牵引，同时，术者双手用折顶手法整复桡侧向背侧全宽度移位和下尺桡关节的纵向移位。在维持牵引下，术者推挤患肢下尺桡关节，使其分离端复合。

2. 固定　将伤肢置于中立位，用小夹板固定，中立木托板固定。X线摄片复查显示：尺桡骨折对位对线良好，桡骨远端轻微桡移，下尺桡关节无分离。

3. 用药　内服创伤灵1片/次，一日3次。

4. 功能锻炼　嘱手指做主动握拳活动。

两周后，患者伤肢肿痛大消，手指活动好。嘱加大握拳活动量，在中立位健手扶持下做推磨、冲拳等活动。内服正骨丸3 g/次，一日3次。X线摄片复查显示：骨折对位对线良好。

四周后，X线片复查显示：对位良好，有骨痂形成。伤肢无明显肿痛。

六周后，去除夹板、托板固定，改用纸板固定前臂中下段，用绷带包扎。X线摄片复查显示：有明显骨痂形成。伤肢已消肿，无压痛。用舒活酊涂搽行按摩。嘱患者加大前臂旋转，腕关节等功能锻炼。

十周后，X线摄片复查显示：大量骨痂形成，骨折线模糊。左前臂、手腕功能完全恢复正常。

按语：

本例患者骨折属盖氏骨折的受伤机制（桡骨下段骨折合并下尺桡关节分离），但患者还发生了同平面的尺骨下段骨折。故笔者认为是一种特殊型的盖氏骨折，因此总结收于书中。

"盖氏骨折"容易被误诊为单纯桡骨下段骨折，按常规手法整复很难成功。本案例因笔者采用了适度牵引、挤拉分骨，再加大桡侧的牵引，行折顶手法，一次整复成功。后续患者功能恢复良好。本案治疗成功的关键是：正确的手法整复和小夹板固定。

◎ 医案5-2-10　右桡骨远端骨折（巴尔通氏骨折）合并腕骨向前半脱位，尺骨茎突撕脱骨折

谢×，男，18岁，学生

初诊时间： 1995年夏，具体日期不详。

现病史： 患者三天前自驾汽艇在龙泉驿百公堰湖上游玩，因行驶速度过快，撞击在另一艘船上，致右手腕伤。当即送往本市某综合医院急诊住院。

X线摄片检查诊断（本市某综合医院）：右腕巴尔通氏骨折伴腕关节脱位。该医院医生建议手术治疗，患者家属不同意，特请笔者前往该医院会诊。

专科检查： 患者右手腕肿大畸形。桡骨远端压痛明显，腕关节功能有明显障碍，手指握拳活动受限。尺骨茎突区压痛，前臂旋转受限。手指无明显神经异常症状体征。

X线片检查显示（我院）：右桡骨远端骨折，远端向掌桡侧移位，骨块轻度重叠，骨折线从桡骨远端关节面中下份向掌侧斜向下穿过，远端骨块同近排腕骨向掌侧半脱位，折端有一小块骨片。尺骨茎突有撕脱骨折。

诊断：

1. 右桡骨远端骨折（巴尔通氏骨折）合并腕骨向前半脱位。

2. 尺骨茎突撕脱骨折。

治疗：

1. 手法治疗（在臂丛神经阻滞麻醉下行手法整复）

（1）患者取坐姿，两助手分别用双手握持住患者右前臂上段和手腕部做旋前位拔伸牵引，术者用双手掌根做推挤手法矫正桡侧移位；在持续牵引下术者双手拇指置于远骨折端掌侧，其余四指置于桡尺骨远端背侧做推挤按压手法，同时令远侧助手在牵引下为患者做屈腕活动以矫正桡骨远端和腕骨向掌侧脱位。

（2）在继续牵引下，术者手持患者骨折部，将伤肢置于前臂中立位；在掌背侧各置一棉垫，固定远、近骨端，再用桡骨远端骨折夹板、中立托板固定。

（3）经X线摄片复查显示：骨位明显矫正，有轻度掌移位。再次用前述手法整复复位一次；同前，用夹板固定之。

（4）X线摄片再次复查显示：桡骨远端有轻微掌移位，腕关节脱位矫正。继续同上固定伤肢位于中立位，手腕略向腕屈。

2. 用药　内服创伤宁、玄胡伤痛片。用法遵医嘱。

3. 病情监控　每周复查两次，密切观察手背、手指肿胀和骨折部位疼痛情况，及时调整束带。

4. 功能锻炼　嘱患者做手指屈伸活动和推磨（前臂中立位）活动。

二诊：

1. 用药　内服药同前。

2. 功能锻炼　嘱患者加强手指屈伸和握拳活动，静力性收缩练习和动力性收缩练习交替进行。

两周后患者手腕肿痛明显消减，手指屈伸活动轻度受限。X线摄片复查显示：骨位稳定。

伤后三周，患者手指活动正常，活动时骨折端无明显疼痛。嘱患者加大功能锻炼量。内服归香正骨丸6 g/次，一日3次；创伤宁3片/次，一日3次。

经过以上一个半月的治疗，X线摄片复查显示：骨折端有骨痂生长，折线略显模糊。

三诊：

1. 患部肿胀基本消除，无明显压痛，手指活动好。去除小夹板和托板固定。

2. 用药　内服接骨丸6 g/次，一日3次；创伤宁3片/次，一日3次。外用活血散瘀洗药熏洗。

3. 功能锻炼　用舒活酊涂搽行手法按摩，令患者在骨折部位固定下加大腕部屈伸、旋转和前臂旋转等功能锻炼，但禁止支撑活动。

患者前后共住院治疗三个多月，骨折部已无压痛，手腕和前臂功能基本恢复（除手腕支撑活动外），可以出院。

X线摄片复查显示：骨折线模糊，骨位无异常。

嘱患者出院后继续在护腕固定下进行活动。随诊半年，右腕功能恢复正常，无明显腕部疼痛和不适等症状。

按语：

右桡骨远端骨折（巴尔通氏骨折）是腕部严重的关节内骨折。因该骨折折线通过关节面，故多易发生腕关节半脱位，特别是骨折线位置越低就越严重，骨折最不稳定。西医一般都需手术复位治疗，其疗效不确定；而中医手法整复和固定也有十分难度。

我们对此类骨折发生的受伤机制和辨型进行了认真分析，做到了在逆受伤机制下的整复手法，加之有效的小夹板固定和患者积极主动的功能锻炼、内服中药等治疗，从而获得了满意的疗效。

◎ 医案5-2-11 右手食指掌指关节全脱位

杨×，男，12岁，学生

初诊时间： 1984年3月27日。

现病史： 三天前，患者在体育活动中，致右手食指掌指关节受伤，在校医室治疗无效后，特到我院门诊治疗。X线摄片检查诊断：右手食指掌指关节全脱位。经我院门诊数名老医生在麻醉下行手法整复，都以失败告终。后来，患者家属经人推荐，愿到笔者处试试。

专科检查： 患者右手食指掌指关节区肿胀明显，向前成角畸形。在掌侧可明显触及脱出的第二掌骨头，有明显压痛、弹性固定感。伤指不能屈曲活动，食指有轻度麻胀感。

X线摄片检查显示： 右手食指掌指关节全脱位，掌骨头向掌侧脱位。

诊断：

右手食指掌指关节全脱位。

治疗：

1. 分析X线片　笔者术前仔细询问患者受伤史，分析X线片。因伤节弹性固定感强，掌骨头全脱出，笔者认为掌指关节脱位出现了"交锁"。

2. 手法治疗

（1）在臂丛麻醉下行手法整复。患者取坐姿，术者先将其食指的第一指节后伸，再用推挤手法将第一指节向尺侧移位矫正，使伸食指肌腱还位。

（2）然后，将食指第一指节加大后伸牵引位（造成向前脱位的机制），术者用一手拇指端顺理脱出伤手掌骨头下关节囊、韧带纽扣样"交锁"之伤筋，反复理顺，慢慢牵拉，轻微旋转活动，使其"解锁"。

（3）在慢慢后伸牵引下，屈曲伤手掌指关节，同时术者另一手拇指推第二掌指骨头掌侧复位，当即患者食指可以屈伸活动。检查，右手

第二掌指关节头出现屈曲握拳状，伸食指肌腱已位于掌骨头正常位置。

（4）伤指用手法整复后用棉垫包扎，用绷带固定于半握拳状。当即行X线透视片复查显示：右手食指掌指关节完全复位。

3. 用药　遵医嘱内服七厘散、止痛片。

二诊（3月29日）：

行手法整复后，患者当晚患处疼痛。查体：右手背和伤指肿胀明显。

处理：将伤指屈曲角度减小做包扎固定，并抬高伤肢。内服药同前。

三诊（3月31日）：

患者右手肿胀明显减轻。X线摄片复查显示：已复位。嘱患者加大握拳手指活动。停服止痛药。

一周后，患者右手肿胀大减，术者用舒活酊涂搽行手法按摩。鼓励患者伤指在固定下进行活动。

两周后，去除包扎固定，用舒活酊涂搽行手法按摩。鼓励患者开始做屈伸伤指功能锻炼。停服中药。用活血散瘀洗药熏洗。

四周后，患者伤指屈伸功能基本恢复，脱位关节无压痛，局部掌侧组织轻度肥厚黏连。

两个月后，患者伤指功能完全恢复。

按语：

关节脱位一般都能以手法整复复位，但有少数脱位案例发生了"交锁"则很难复位（"交锁"多发生在肩关节、髋、膝和掌指关节）。本例患者属典型的关节脱位"交锁"。按常规的对抗牵引和推挤屈伸手法是不能复位的，越是牵引关节，"交锁"越是解不开。所以，类似本例，不少医生整复失败的原因在此。

笔者仔细对本例患者脱位的病史、症状、体征和X线片进行分析，认为患者手指脱位时发生了"交锁"。故采用了逆受伤机制的整复手法，并重点采用了"解锁"手法，使本例一次性成功复位。后经屈曲包扎固定，患者早期的功能锻炼，伤指的关节功能很快恢复了正常。

　　本案例提示，医者应注意有无关节"交锁"发生，并仔细分析受伤机制，有效采用逆受伤机制的整复手法，才是减轻损伤、易成功复位的正确方法。

◎ 医案5-2-12　右股骨上、中段多发性骨折，右大腿上、中段软组织重度挫伤

王×，男，42岁，简阳县某镇村民

初诊时间： 1974年夏，具体日期不详。

现病史： 患者四天前因车祸致右大腿等处受伤，当即被送往简阳县人民医院救治。经X线摄片检查，诊断为右股骨干多段骨折。后转来我院住院诊治。

专科检查： 患者中等个子，略体胖，痛苦面容。腹胀，伤后未解大便。纳差，脉数略弦。血压、体温在正常值范围。患者右大腿肿大、疼痛，外侧青紫瘀血，皮肤无挫裂伤。右大腿中、上段广泛性压痛，股骨上、中段压痛明显，有明显骨擦音。下肢功能丧失。足背动脉可扪及，足踝关节可活动。伤肢短缩约2 cm。

X线摄片检查显示： 右股骨上、中段横形、短斜形骨折，骨折错位均全宽度，轻度重叠，正、侧位股骨轴线均呈弯曲畸形。

既往史： 无特殊疾病可记。

诊断：

1. 右股骨上、中段多发性骨折。

2. 右大腿上、中段软组织重度挫伤。

治疗：

1. 牵引　行右股髁上骨牵引。伤肢屈髋50°，外展、外旋约30°体位，置于托马氏架上，牵引重量7～9 kg（视情况加减）。

2. 用药　用开塞露通便。内服七厘散1包/次，一日3次；制香片1包/次，一日3次。严密观察血压、脉搏、体温、生命体征，加强防止褥疮的护理。

3. 手法治疗　持续牵引三天后，患者大便已通，饮食基本正常，伤肢肿痛明显减轻。在床旁透视下行手法整复骨折，尽量使骨端对合、骨轴线复常。

X线摄片复查显示：中段骨折对位较好；上段骨折对位达1/2；但中、上段在正位相仍有10°以上成角；上段向外成角15°～20°。中上段骨折无分离。

4. 固定　用纸压垫（针对成角，移位放置）、股骨骨折夹板固定（四根束带），调整屈髋角度达60°，伤肢外展、外旋行牵引。

二诊（伤后一周）：

1. X线片透视复查显示：成角有改善。在透视下再次行手法复位，上段成角有明显减轻。继续用夹板固定和牵引。医者每天通过听骨传导音了解骨折对位情况。

2. 嘱患者做膝、小腿、足踝的屈伸功能锻炼。

三诊（伤后三周）：

1. 患者伤肢无异常反应，肿瘀大消，骨折处不痛。X线片透视复查显示：中段骨折对位、对线较好；上段骨折对位大于1/2；向外前成角约15°。

2. 嘱患者在夹板固定下加大做股四头肌静力性收缩锻炼和膝屈伸功能锻炼。

3. 内服归香正骨丸6 g/次，一日3次；制香片1包/次，一日3次。六周后改服接骨丸。

四诊（伤后八周）：

1. 患者用骨牵引、小夹板固定已八周。X线摄片复查显示：骨位对线同前，有明显骨痂生成。

2. 取掉骨牵引，伤肢继续用小夹板固定。将伤肢用枕头、沙袋固定于屈髋45°、外展30°位。医者用舒活酊涂搽行手法按摩。嘱患者加大股四头肌静力性、动力性收缩功能锻炼。

患者经过以上治疗，共住院三个半月出院。患者可扶拐，在小夹板固定下行走活动。髋、膝功能轻度受限，骨折处不痛。

X线摄片复查显示：右股骨上中段有大量骨痂形成。

半年后复查，患者骨折基本愈合，患者扶单拐可随意活动。

一年后，患者伤肢功能基本恢复正常，已开始下地劳动。

按语：

股骨多发性骨折很少见，是一种严重的骨干骨折，患者筋骨受挫、出血十分严重，术者一般都采取手术内固定术治疗。中医骨科成功治愈此类骨折也很少见。本例，我们运用了中西医结合的治疗方法，取得了较好疗效，使患者恢复了伤肢功能和劳动能力，很值得总结和研究。

1. 我院从1969年7月—1979年6月底，共收治股骨干骨折达1 076例。笔者在住院部临床工作10多年，并与住院部主任等对股骨干骨折病例做了总结和研究，积累了一定经验，因此，对本例患者的治疗有很大把握。

2. 单纯股骨上段骨折的复位和固定是比较困难的，何况是多段骨折的复位处理。因此，本例多发性骨折患者在骨牵引时，角度、肢体位置等都有讲究。笔者采取了屈髋50°，外展、外旋30°体位牵引，以克服股骨近端向前、外侧成角、外旋的肌肉收缩力；通过手法整复骨位和成角，尽量减少骨折的移位和成角角度。我们没有一味追求解剖对位、对线的思想理念。对此类骨折，切忌牵引重量过重，因牵引重量过重易造成骨端分离和成角，不利于骨折愈合。

3. 由于患者是车祸伤，除骨折外，大腿筋肉伤损也很严重。我们故未急于采取复位和夹板固定等治疗，而是在牵引下等待患者肿痛消减、全身情况好转并稳定后，再行手法整复和小夹板固定治疗，这点十分重要。

4. 在小夹板固定和牵引下，让患者进行早期不加重伤肢损伤的主动功能锻炼，对骨折愈合和功能恢复发挥了重要作用。

5. 本例骨折因出血严重，易发生休克、脂肪栓塞、感染等其他并发症和功能紊乱。因此，我们及时运用行气、活血散瘀、泻下通便的逐瘀药物，对防止和治疗骨折并发症起到了重要作用。

◎ 医案5-2-13 右股骨中段短斜形骨折（轴向旋转180°）

龚×，男，39岁，宜宾市某机关干部

初诊时间：1974年秋。具体日期不详。

现病史：患者于五天前因车祸致右大腿伤，当即被送至宜宾市某医院救治。经X线摄片检查，诊断为右股骨中段骨折。经治疗无效，后转入我院住院诊治。

专科检查：患者右大腿肿胀，股骨中段有压痛和异常活动，但无骨擦音。下肢感觉功能丧失，肢端无神经症状体征。足踝活动正常。

X线摄片检查显示：右股骨中段短斜形骨折，远端向前移位全宽度，向内移1/2，重叠约2 cm。远、近骨断端有轴向旋转移位。

诊断：

右股骨中段短斜形骨折（轴向旋转180°）。

治疗：

1. 牵引 伤肢胫骨粗隆骨行牵引，伤肢外展20°，屈髋40°位，置于托马氏架，牵引重量5 kg。

2. 手法治疗　牵引两天后，术者行手法整复如下：两助手适当用力对抗牵引，术者一手握持住股骨近端，另一手握持骨折远端做向内、向下回绕的手法活动；同时术者握住股骨近端的手向外做反方向回绕，当听到骨擦音时说明回绕成功。再令助手用力牵引；牵引后术者继续重复之前的回绕，即复位成功。术者将伤肢放于托马氏架上继续牵引，再听骨传导音。传导音质较清脆时说明骨位已对合。经床旁X线片透视复查：骨折解剖对位。此时，用股骨干骨折夹板四条束带固定患肢。

3. 牵引　继续行骨牵引，牵引重量7 kg，以维持骨位。术者每天听骨传导音，作为骨折对位的监测。

4. 用药　前两周遵医嘱内服七厘散、制香片；第二周后内服归香正骨丸；四周后内服接骨丸。

5. 功能锻炼　嘱患者进行小腿、踝、足部的功能锻炼。

经过以上治疗六周，行X线摄片复查显示：骨位良好，有骨痂形成。去除骨牵引后，患者伤肢无不良感觉，继续用小夹板固定于屈髋膝位，伤肢下用枕和沙袋固定，并加强股四头肌力和膝关节的功能锻炼。术者用舒活酊涂搽行手法按摩，以恢复其关节功能。

患者伤后住院两个半月，可以扶拐下床活动。X线摄片复查显示：骨位好，折线略模糊。再过半个月后出院。嘱患者继续用小夹板固定，服用接骨丸，加强伤肢功能锻炼（同上）。

半年后复查，患者骨折线模糊，有骨纹贯通，伤肢各关节功能正常。

按语：

1. 本案是股骨中段短斜形骨折，当地医院诊治失败。多为未分析X线片骨折移位特点，而按常规的对抗牵引、端提、挤按手法复位治疗，则肯定失败。这也是骨科临床诊治常见的错误和不足，应总结之。

2. 在临床中，骨干骨折的轴向旋转移位并不少见。虽有正骨十法、十二法，其中也有回绕手法，但在临床实践中常常因术者不得要领而复位失败。笔者的体会是：术者要仔细分析X线片中骨折移位的情况和患者的受伤机制，采取拔伸牵引、逆受伤机制的复位方法，这样才能成功。本案例骨干骨折轴向180°的旋转移位，属于较严重的骨折，受伤机制较复杂，软组织损伤较严重，且有筋膜、肌肉嵌夹于骨折断端，故此类骨折多无骨擦音。在手法牵引时，不得用猛力对抗牵引；如加以对抗，不仅软组织嵌夹厉害，且软组织受损会加重；宜适当拔伸牵引，使骨折嵌插重叠减轻，术者再行骨折轴向回绕手法，才能成功。但必须指出的是：要仔细分析远端旋转移位的机制，是顺时针旋转还是逆时针旋转的，否则用回绕手法同样也会复位失败。

　　本案例治疗前，笔者仔细读片分析，结合患者伤病史，故在整复骨折时一次获得成功，且达到了解剖对位，这也是笔者预料之中的。成功的关键是：正确的手法整复以及中、后期的功能恢复治疗。

◎ **医案5-2-14　左足三踝骨折合并距骨外脱位，胫腓下联合分离[属踝旋后（跖屈）外旋外翻型]**

文×，女，54，报社记者

初诊时间： 1992年秋。

现病史： 患者于一天前在都江堰市进行采访，因雨后路滑，下楼时在石梯上滑倒，致左踝扭错伤，当即伤处剧痛、肿胀，不能站立，被送往当地医院急诊。经X线摄片检查，诊断为左踝骨折脱位。当地医院做了一般包扎固定处理，后送来我院住院诊治。

专科检查： 患者左踝关节明显肿胀畸形，内外踝下方有青紫瘀血，内外踝区有广泛性压痛，踝关节功能丧失。

X线摄片检查显示： 左足外踝骨折向外侧移位，有小碎片。内踝骨折轻度外移分离。后踝骨折，骨折线波及关节面约1/4，轻度向后上移位，距骨轻度向外脱位。胫腓下联合轻度分离。

诊断：

1. 左足三踝骨折合并距骨外脱位。

2. 胫腓下联合分离［属踝旋后（跖屈）外旋外翻型］。

治疗：

1. 固定　伤肢抬高固定一天。

2. 手法治疗　伤肢抬高固定一天后，在局部麻醉和内服止痛药下，行手法整复治疗。患者仰卧位，穿上长袜套，两助手行拔伸牵引手法（踝跖屈，外旋外翻位牵引）。术者双手抱住患者内外踝行推挤手法，矫正伤肢外踝骨折和下联合分离。再令远侧助手在牵引下做踝内翻内旋足背屈活动，同时术者用拇指、食指推挤距骨向内，以矫正距骨外脱位和内外踝骨折。在足背屈位（踝背伸位）持续牵引下，术者再抱踝推挤矫正胫腓下联合分离和外踝骨折。

3. 悬吊牵引

（1）在足背屈牵引下，用三踝骨折夹板包扎固定。将伤肢抬高约20°，做袜套悬吊牵引。膝、腿下垫枕。床旁X线摄片复查显示：后、外踝骨折对位良好，胫腓下联合无明显分离，内踝有轻微向下移位。

（2）继续用袜套悬吊牵引，超踝小夹板固定。并令患者进行足趾屈伸和股四头肌静力性收缩活动。定期观察肢端血液循环及伤处肿胀情况。

4. 用药　内服七厘散1包/次，一日3次；制香片1包/次，一日3次。

5. 功能锻炼　经以上治疗一周后，患者肿痛明显减轻。医者调整夹板松紧度，令其加强足趾和足背屈的功能锻炼，以利后踝骨折骨位对位稳定，减轻肿痛。

三周后，X线摄片复查显示：骨折对位稳定。停止袜套悬吊牵引，将伤肢垫枕抬高，继续小夹板固定。令患者加强足背屈活动，直腿抬高和膝屈伸等活动。内服归香正骨丸6 g/次，一日3次；制香片1包/次，一日3次。

四周后，术者用舒活酊涂搽行手法按摩，促进瘀肿消除和功能恢复。

五周后，改服接骨丸6 g/次，一日3次；制香片，服法同前。

经过以上治疗两个半月，患者出院。

X线摄片复查显示：骨折端有明显骨痂生长，折线略模糊，内踝骨折骨痂少，有轻微向下移位。患者伤踝关节轻微肿胀，骨折端无压痛，踝关节屈伸旋转功能轻度受限。

出院后，患者定期到门诊治疗，在医生指导下扶拐行走并逐渐加量。舒活酊配合手法治疗。继续外用活血化瘀洗药，内服接骨丸等治疗。

患者出院一个月后，去除小夹板固定，在弹力绷带固定下扶拐行走或活动。

患者出院两个月后，经X线摄片复查显示：骨折线模糊。医嘱继续在弹力绷带固定下扶拐行走或活动。

患者前后共治疗半年，踝关节功能恢复正常，无压痛，只感觉踝关节有轻微肿痛和不适感。医嘱继续进行踝关节功能锻炼，在弹力绷带固定下进行活动。

随访20年，患者工作、生活正常；伤踝完全正常，无疼痛，无不适反应。

按语：

　　本例属足三踝粉碎骨折伴距骨脱位，为跖屈位踝外旋、外翻型骨折，是一种严重的踝关节骨折脱位，现今一般都以手术治疗为主。我们学习了天津医院中西医治疗骨折的经验，采用了逆受伤机制的整复骨折复位方法，并用袜套牵引（主要是其足背屈，以矫正和固定后踝骨折）和小夹板固定，早期在牵引下进行功能锻炼和内服中药等综合治疗，免去了手术复位治疗，取得了满意的疗效，使患者踝部功能完全恢复，生活、工作都进入了正常。

临床诊治中，我们治愈了不少这种类型的骨折脱位患者，都取得了较为满意的效果。笔者认为：逆受伤机制的手法复位方法是值得推广和借鉴的。

◎ 医案5-2-15 右肩关节喙突前下脱位合并肱骨大结节骨折，右桡骨远端骨折合并尺骨茎突撕脱性骨折，尺桡下关节纵向移位

吴×，女，38岁，成都市郊区村民

初诊时期：1995年5月21日。

现病史：患者于3小时前从2 m高的梯子上滑下，向前落地，右手向前撑地致伤，当时未做特殊处理，前往我院诊治。

专科检查：患者右手腕肿胀呈畸形，尺桡骨远端有明显压痛。手腕关节功能出现障碍。右肩呈"方肩"畸形，肩峰下空虚，肩前内侧可触及肱骨头，局部压痛明显，肩功能有明显障碍。

X线摄片检查显示：右桡骨远端嵌入性骨折，远端向桡背侧明显移位，尺骨茎突骨折，尺桡下关节纵移。右肩关节喙突下脱位伴肱骨大结节骨折。

诊断：

1. 右肩关节喙突下脱位合并肱骨大结节骨折。

2. 右桡骨远端骨折合并尺骨茎突撕脱性骨折，尺桡下关节纵向移位。

治疗：

1. 手法治疗

（1）在无麻醉状态下行手法整复：患者仰卧位，一助手双手抱持住患者肩、腋、胸部，另一助手双手握持患者手肘部，慢慢做上臂外展、外旋，上举120° 左右牵引（此体位牵引不痛），停留约40秒钟，术者用手推送脱出的肱骨头复位，当听到归位声响，再把患者伤肢慢慢

内旋放下于贴胸位，用绷带固定。

（2）随后，术者在助手拔伸牵引下再用推挤、端提等手法整复桡骨远端骨折（先矫正桡侧移位，再矫正背侧移位）。整复后用桡远骨折夹板、中立板固定于前臂中立位。

2. 行整复后，经X线摄片复查显示：右肩关节已复位。桡骨远端骨折对位良好。其余按我院骨折、脱位的常规方法治疗。

照以上方法治疗后，患者右肩和手腕功能恢复良好。

按语：

肩关节前下脱位的复位方法，中西医文献记载都以足蹬法、悬吊法、椅背法、拉挂法等整复；只有极少数因肩关节"交锁"整复失败患者采用手术治疗。笔者通过临床实践坚持主张：一切骨折脱位的整复，应采用拔伸牵引，逆受伤机制的整复方法。20多年前，笔者遇见一例右手扶住头部来急诊的患者，开始都以为是因头颈部致伤来诊治。经查体及X线摄片检查，诊断为右肩关节盂下脱位。其伤因是夫妻打闹，患者右上臂过度上举、外展后伸致伤。笔者当场在无麻醉状态下为患者行外展上举、外旋牵引的整复手法且一次成功。患者经贴胸位包扎，内服活血止痛中药而高兴返家。20多年来，笔者采取逆受伤机制的整复手法，在无麻醉状态下整复肩关节脱位患者，都获得了成功，且患者多无痛苦。此乃创新之法，今收入病案，供同仁们参考。

◎ **医案5-2-16　右肩关节前下脱位合并肱骨大结节骨折**

彭×，男，68岁，成都市武侯区某村村民

初诊时间： 1996年12月2日。

现病史： 患者于下午3点跌倒于1m深坑内，右臂外展致肩伤。当即肩痛不能动。在当地医院照片，诊断为肩关节脱位骨折，未做何特殊处理。患者因疼痛加重，于4小时后由亲属送来我院急诊。

专科检查：患者身体健康。因疼痛而呻吟。右肩肿胀明显，肩峰下空虚，上臂呈对展体位。肩部外前下方压痛明显，可触及脱出的肱骨头。肩功能有明显障碍，无腋神经和臂丛神经损伤异常症状。

X线摄片检查显示：右肱骨头喙突下脱位伴肱骨大结节纵裂。自带片显示为盂下脱位。

诊断：

右肩关节前下脱位合并肱骨大结节骨折。

治疗：

1.手法治疗

（1）在无麻醉状态下，先采用足蹬法整复失败。

（2）其后，术者用上举外展、外旋牵引方法进行整复。一助手双手固定住患者肩胸部位，另一助手双手握住伤肢慢慢上举、外展、外旋做拔伸牵引大约10多秒钟。在牵引下，术者用双手为患者做上臂内旋、内收时，肱骨头发响归位。在整个牵引整复过程中，患者居然说："一点不痛！"整复后，患者肩能抬举进行活动。

2. 用药　外敷二黄新伤止痛软膏，包扎固定于贴胸位。其余按我院常规方法治之。

照以上方法治疗后，愈后效果满意。

按语：

本案例在无麻醉状态下进行，采用拔伸牵引、逆受伤机制的整复方法，一次性就成功。患者无明显痛苦，居然说"一点不痛"，令术者惊奇。整复的关键是：固定好肩部，助手慢慢在适当牵引下抬举患者伤肢，并暗示患者放松心情，不用紧张。术者手法轻柔，在持续牵引下很容易整复成功。

◎ 医案5-2-17　右肩关节前下脱位

赵×，女，19岁，成都市某日化厂职工

初诊时间： 1996年6月23日。

现病史： 患者于头天晚上9点从0.5 m高的床上跌下，右手向前外展撑地，致右肩损伤，当即右肩疼痛不能动。于6月23日下午4点由亲属陪同来我院急诊。

专科检查： 患者右肩部肿胀压痛。方肩畸形，喙突下可触及肱骨头。肩功能有明显障碍。

X线摄片检查显示： 右肩关节喙突下脱位。

诊断：

右肩关节前下脱位。

治疗：

1. 手法治疗

（1）用椅背法整复未成功。

（2）改用上臂外展、上举、外旋牵引的整复手法。患者仰卧位，一助手双手固定其右肩胸部，另一助手慢慢牵引伤肢，将上臂外展上举、外旋约120°体位维持牵引，术者双手助力牵引伤肢，一次性复位成功。复位后，将伤肢贴胸位包扎固定。

2. 之后按照我院骨折脱位的常规治疗。

几年后随访，患者右肩关节功能恢复良好，生活、工作正常。

按语：

本例采用了逆受伤机制的复位方法。这是目前中医骨科复位方法中最为科学、最少损伤、最少痛苦的整复方法，很值得同行实践推广运用。

◎ 医案5-2-18　左髋关节前下脱位（闭孔下脱位）

吕×，男，26岁，建筑工人

初诊时间： 1992年1月23日。

现病史： 1小时前，患者在工地上作业时，不慎坠下3 m深沟中，左侧大腿外上侧着地，致左大腿外展致伤。当即左髋关节疼痛剧烈，出现功能障碍，紧急被人抬送来我院急诊。

专科检查： 患者身体健康，神志清醒。左大腿筋肉痉挛，呈屈髋约70°，外展、外旋约40°，屈膝位畸形，弹性固定，不能做伸直、内收活动。股骨大粗隆上方明显凹陷，耻骨联合、大收肌腱下可扪及脱出的股骨头，局部有明显压痛。

X线摄片检查显示： 左股骨头向前下（闭孔下）脱位。

诊断：

左髋关节前下脱位（闭孔下脱位）。

治疗：

1.手法治疗

（1）手法整复：患者仰卧位（身下置棉垫），在无麻醉状态下行手法整复。嘱患者尽量放松，不必紧张。令一助手固定住其骨盆，另一助手用右肘勾住患者左膝关节，用大力在外展屈髋＞90°位做拔伸牵引，并做轻度外旋、内旋活动，以松解左髋筋肉。拔伸牵引大约20秒钟后，术者用右手掌向后上方推挤脱出的股骨头，突然听到股骨头回臼的声响。整个复位过程，术者一边整复一边用语言暗示患者放轻松。

（2）固定：整复后，患者左髋大腿当即不痛，髋膝可做屈伸活动。术者将患者伤肢内收、内旋、伸直，用弹力绷带包扎固定。X线摄片复查显示：左髋关节已复位。

（3）康复治疗：术者主要用舒活酊配合行手法按摩等治疗。

2. 用药　遵医嘱内服创伤灵和玄胡伤痛片。

3. 功能锻炼　嘱患者主动做髋、臀、大腿筋肉的静力性收缩功能锻炼并逐渐加量。

伤后两周，嘱患者除不做大腿外展活动外，要逐渐加大左髋关节的屈伸运动。

伤后三周，患者左髋压痛不明显，髋膝活动度明显增加。嘱其扶拐下床活动。内服正骨丸、创伤灵。

伤后四周，患者出院。嘱其继续扶拐行走半个月。一个月内不做过度外展、外旋大腿的活动。

之后，患者髋关节功能恢复良好。

按语：

髋关节前下脱位较少见，少数患者可发生关节"交锁"，使其复位困难。本案例虽然在无麻醉状态下行手法复位，但通过心理暗示，采用逆受伤机制的整复方法，一次就取得成功。实践中深感郑氏手法整复的奥妙和神奇！

第三节
脊柱骨折脱位及躯干骨折医案（10例）

◎ **医案5-3-1　枢椎齿状突基底部骨折、寰椎向右旋转性脱位，颈部脊髓损伤伴不完全性瘫**

王×，女，53岁，某电视台职工

初诊时间：2010年9月20日。

现病史：患者于2010年9月12日下午3点多钟坐在小汽车后排上，当车在立交桥减速行驶中，被后面高速行驶的小汽车追尾猛烈撞击后致伤。这时患者乘坐的小汽车又撞击在前面行驶的小汽车上，患者当即昏迷数分钟，被家属叫醒。患者颈枕部疼痛剧烈，四肢感觉功能及运动功能出现障碍，不能活动。约1个小时被送往某综合医院急诊。

由于该综合医院急诊室仅一位内科医生当值，对这起车祸重患者完全未引起足够重视，拖延2个小时才拍照DR、X线摄片检查胸、腰部。患者头颈剧痛，直到伤后5个多小时才收入院治疗。

专科检查（某综合医院）：患者急性面容，表情痛苦，被动体位，神志清楚，头部活动受限伴疼痛，双肺呼吸音减弱。枕项部叩击痛明显，颈2平面以下感觉减退，鞍状区感觉减退。左侧伸屈肘、腕、握拳肌力0级，右侧为3级。左屈髋、伸膝肌力2级，左踝跗背伸跗屈肌力0级，右侧为3级。双侧HOFFMAN征（－），双侧Babinski征（＋），双膝腱反射活跃。颈活动功能有明显受限。

X线摄片/CT检查显示（某综合医院）：枢椎齿状突基底部骨折，折线清晰。椎管内有骨折碎片占位（向后、向左），寰椎明显向右旋转移

位。寰枢椎平面脊髓信号明显异常。（见医案 5-3-1 图示）

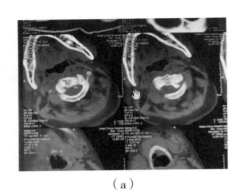
（a）

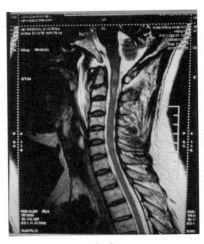
（b）

医案 5-3-1 图示

诊断：

1. 枢椎齿状突基底部骨折。

2. 寰椎向右旋转性脱位。

3. 颈部脊髓损伤伴不完全性瘫。

治疗（某综合医院）：

患者入院后，某综合医院骨科当晚立即行颅骨骨牵引，激素冲击疗法（患者一天就出现明显激素性肿胖），营养神经及对症治疗。该院医生当晚提出手术治疗，患者方不同意。共住院一周，患者四肢肌力感觉有所恢复。患者于2010年9月20日出院，转入我院做进一步治疗。

9月20日出院诊断（某综合医院）：

1. 齿状突骨折伴寰枢关节脱位不全四肢瘫。

2. 双肺下叶挫伤。

3. Ⅱ型糖尿病。

现将我院诊治情况记录如下：

专科检查（2010年9月23日）：患者生命体征平稳，表情痛苦，被动体位，神志清楚。颈曲消失，颈2棘突压痛，双肩以下感觉减退，鞍状区感觉减退。左三角肌肌力2级，左上肢肌力0级，右上肢肌力3级，右下肢肌力4级，左下肢肌力3级。双侧巴氏征（＋），霍夫曼征（－）。

CT片显示：齿状突骨折，寰枢关节脱位已复位。

我院医生也要求手术治疗，患者家属不同意。入院后维持骨牵引，卧床休息，辨证内服活血化瘀行气通络类中药。加上针灸、TDP治疗仪照射理疗，用神经营养药物等治疗。

四周后，去除骨牵引，患者在颈围固定、外固定支架下下床活动。

患者2010年12月31日出院，症状减轻，但颈痛，左半身有瘫痪症状，行动较困难。

出院诊断：齿状突骨折伴寰枢关节脱位不全四肢瘫，Ⅱ型糖尿病。

患者的整个治疗和功能康复都在笔者的指导下完成。患者去除骨牵引后，颈部筋肉僵硬，颈、左肩及背部疼痛，活动受限明显。我们定期采用了颈枕部、颈肩部和下肢的手法按摩和电针治疗，鼓励患者耸肩挺胸和上下肢的功能锻炼。内服制香片、玄胡伤痛片、甲钴胺和复合维生素B等神经营养类药物。中后期给予七味三七口服液、归香正骨丸、八珍汤加减方、祛风活络丸等治疗，使得患者颈痛症状和四肢感觉功能有明显改善。

患者出院后继续在门诊治疗。前三个月每天行手法和电针、理疗。之后每周隔天一次治疗，一直坚持治疗长达三年之久。主要治疗方法如下：

1. 手法治疗　重点用舒活酊在颈枕、颈肩背等疼痛筋肉僵硬处外搽行手法按摩。医者用拇指推拨、按压颈枕部筋肉附着处，再提拿、推揉、捏肩背部肌肉，时间20~30分钟。

2. 指针点穴　取天柱、风池、百会、翳风、肩井、项根、曲池、合谷、膈俞、肝俞、肾俞、环跳、委中等穴，提拿双肩三对、跟腱；再用拇指推、扳整复寰椎向右偏歪棘突多次，以恢复患者颈椎功能。

3. 针灸　取天柱、风池、翳风、项根、肩髃、臀臑、曲池、合谷等穴，用电针行中强度刺激，留针20～30分钟。

4. 功能锻炼 患者除了长期坚持到门诊进行手法按摩、电针、TDP仪理疗治疗外，还坚持在医生的指导下进行颈部、左半身瘫痪肢体的主、被动功能复健锻炼并逐渐加量。嘱患者家属，要长期给患者进行按摩治疗（这是患者功能得以恢复的主要原因之一），扶患者行走等。特别告知患者家属，在做左肩被动活动时，一定要把上臂上送下进行，否则肩下垂假性脱位活动只会加剧左肩疼痛和功能障碍。

2011年3月17日，我院MRI复查片显示：齿状突基底部骨折，骨折基本愈合，枢椎上方脊髓见片状长T1，长T2信号影，压脂像为高信号影，考虑为软化灶。颈屈略呈反弓状。

2014年7月14日，本市某医院MRI复查片显示：平寰椎脊髓有一软化灶。颈曲平直，余未异常。

经过长达三年多的治疗和功能锻炼，患者的颈功能恢复正常，左上下肢肌力基本恢复正常，可随意行走活动，生活正常。

2016年7月随访，患者诉颈枕左肩有时酸痛，估计与天气变化有关。患者一般行走看不出跛行，久走，快走有轻跛。

2018年5月26日随访，患者颈、上下肢功能正常；久走、快走时左下肢乏力，出现轻跛。近年患者糖尿病病情稳定，但出现全身乏力。本市某医院诊断为甲减，症状与此病有关。

按语：

1. 本案例系寰椎骨折脱位伴接近延髓生命中枢的极高位颈髓损伤，是一种十分严重的颈椎骨折脱位伤。若不尽早诊治，则会加重脊髓出血等伤害甚至危及生命。非常遗憾的是，患者在某综合医院急诊时，被当值的内科医生整整耽延了5个多小时才收入院诊治，延误了病情。虽然这是极个别现象，也是医疗界的悲哀，值得引起临床同仁高度重视。

2. 从患者病史和X线片、CT片显示分析，患者骨伤系一种挥鞭式和旋转暴力引起的寰椎骨折脱位伤。幸好颈脊髓挫伤不是很严重，使患者逃脱了死亡之灾。

3.虽然患者经过某综合医院实施颅骨牵引和激素冲击疗法，使寰椎脱位复位，控制减轻了颈脊髓的进一步损害，但患者颈僵疼痛、左肩疼痛和四肢不全瘫痪等功能的恢复，还需依靠医者的长期手法、针灸和药物等治疗才能实现。更重要的是：患者和家属长期坚持不懈地进行功能锻炼和按摩等辅助治疗，为患者的伤病好转速度加快赢得了时间，获得了较为满意的疗效。

此病案很值得总结，其中的警示和取得较成功的经验仅供同行参考。

◎ 医案5-3-2　急性右肩胛骨粉碎性骨折

蒋××，男，50岁，成都市某机关干部

初诊时间：1998年12月底。

现病史：患者于1998年12月某天早上上班，在成都老南门大桥上行走，因天气寒冷，霜冻路面，不慎踩滑跌倒致右肩受伤，当即剧痛。患者到某综合医院急诊。经X线摄片检查，诊断为右肩胛骨粉碎性骨折。当时只做了内服药处理。三天后患者因肩伤肿痛加重，前来我院门诊。

专科检查：患者右肩胛区明显肿胀，皮下瘀血，肩胛冈下部广泛性压痛，可扪及骨擦音。患者不能扩胸，右臂抬举功能明显受限。

X线摄片检查显示：右肩胛骨中下部粉碎性骨折，下角区骨块有轻度分离。

诊断：

急性右肩胛骨粉碎性骨折。

治疗：

1. 手法治疗　患者俯卧位，术者双手拇指、食指置于患者肩胛骨两侧和下角，行平行推挤手法，使分离骨块合拢归位。之后，术者在一手固定下，另一手检查患者肩胛骨中下部是否平整，有无明显错位。

2. 固定　使用二黄新伤止痛软膏摊于棉垫上，外敷于患者肩胛骨上。再用自制大于肩胛骨的软纸板固定于药垫上，用弹力绷带绕胸廓包扎固定，并用三角巾将患者右上肢悬吊于胸侧，以减少右侧肢体重力的影响，有利于骨折处的稳定。

3. 用药　外敷二黄新伤止痛软膏。内服七味三七口服液10 ml/次，一日3次；制香片4片/次，一日3次。一周量。

二诊（三日后）：

患者疼痛大减，外用药无过敏反应。继续固定，内外用药同前。

一周后，患者右肩胛区无明显疼痛，但扩胸和右臂活动时疼痛。处理：停用外敷药。内服制香片4片/次，一日3次；归香正骨丸6 g/次，一日3次，半月剂量。嘱患者在固定下，慢慢做挺胸和右上臂被动画圆活动，不超过上臂外展60°左右的活动幅度。

半个月后，患者骨折处无异常反应，继续固定一周，内服药同前。加大挺胸活动量，缓慢做扩胸和右上臂主动画圆、前后摆臂等活动。

一个月后，X线摄片复查：肩胛骨骨折骨位较好，骨折线不清晰。局部查体，肩胛区压痛不明显，无肿胀。处理：去除固定。内服双龙接骨丸6 g/次，一日3次；制香片4片/次，一日3次。加强功能锻炼，不做右上臂超过90°的抬举活动。局部TDP治疗仪照射，每日2次，每次40分钟。

患者经过约三个月的治疗后出院。经X线摄片复查：肩胛骨骨折线模糊。局部查体，肩胛区无压痛，右肩关节功能恢复正常。

按语：

肩胛骨粉碎性骨折比较少见。笔者对患者的伤情进行了及时的手法整复、内外用药，用弹力绷带固定的治疗方法以及功能锻炼等指导。经过三个月的时间，让患者的伤肩功能恢复正常，收到了满意的疗效。

◎ **医案5-3-3　急性腰1椎体压缩性骨折，右足双踝骨折合并胫腓下联合分离，距骨向外脱位（外旋外翻型）**

单×，男，23岁，资阳某厂干部

初诊时间： 1993年夏。

现病史： 患者于三天前从三层楼上摔下，致腰、右踝关节骨折伤。当即在本厂职工医院住院救治。X线摄片检查诊断为：腰1椎体压缩性骨折，右双踝骨折脱位。请某医院骨科医师会诊，采用踝部骨折手法复位失败；又行石膏托固定，嘱患者等候手术治疗。三天后，笔者受嘱前往患者所在厂职工医院会诊。

专科检查： 患者卧床不起，胸腰段脊柱轻度后弓畸形。胸12、腰1棘突压痛明显，翻身困难。右足踝部肿胀明显，外踝区有青紫瘀血，内、外踝和踝前有明显压痛，踝关节屈伸旋转功能有明显障碍。双下肢无明显神经异常症状和体征。

X线摄片检查显示： 腰1椎体楔形变，压缩约1/2。右足内、外踝骨折有明显移位，胫腓下联合间隙略加大，距骨向外侧脱位。

诊断：

1. 急性腰1椎体压缩性骨折。

2. 右足双踝骨折合并胫腓下联合分离，距骨向外脱位（外旋外翻型）。

治疗：

1. 嘱患者胸腰段垫一薄枕，仰卧，睡硬板床。

2. 手法治疗

（1）右踝行手法整复治疗：两助手先行踝外旋外翻位拔伸牵引约半分钟。术者用双手抱住患者双踝，一手置于内踝上方，一手置于外踝距跟部行对向推挤距骨向内复位手法，同时令远端助手在牵引下做踝内翻、内旋活动。术者反复用拇指指腹由外向内推挤距骨，以整复距骨外脱位和向外移位的外踝骨折。

（2）在牵引下置患者伤踝关节于中立位，术者用双手抱踝，整复胫腓下联合分离，再用拇指用推挤按压手法整复内外踝骨折。

（3）超踝骨折夹板固定，铁丝托板固定踝关节于中立略内翻位。抬高伤肢固定。X线摄片复查显示：外踝骨折对位良好，胫腓下联合无分离，距骨无脱位，内踝骨折有轻微移位分离。

3. 中药汤剂　当归15 g，赤芍15 g，川芎12 g，川红花12 g，桃仁6 g，酒军6 g，枳壳12 g，云木香12 g，柴胡12 g，玄胡9 g，川牛膝9 g，甘草6 g，生地12 g。共服7剂，每日1剂，分3次服。以活血化瘀，行气止痛为则。

4. 功能锻炼　嘱患者做足趾功能活动和直腿抬高活动。加强伤肢护理。

经一周治疗，患者右踝肿痛和腰痛明显消减。X线摄片复查：踝部骨位稳定，无移位。令患者做挺腹功能锻炼和上肢活动。在固定下做踝关节的静力性屈伸活动以及直腿抬高等活动，并逐渐加量。调整小夹板束带。腰部垫枕增加一定高度并间断调整垫枕高度。内服药同前，只去酒军、生地；加大枣12 g，陈皮9 g。

三周后，术者松开小夹板检查患者踝部骨折情况。触摸检查无异常，肿大消。踝背伸跖屈有一定活动度。涂搽舒活酊按摩腰脊，外贴丁桂活络膏。嘱患者继续固定两周，改服归香正骨丸6 g/次，一日3次；制香片1包/次，一日三次；创伤灵3片/次，一日3次。加强踝功能锻炼。在俯卧位做腰背肌力功能锻炼"飞燕点水"等，并逐渐加量。

五周后，X线摄片复查：骨位稳定，有少量骨痂。视患者踝关节有轻微肿胀，压痛不明显。用舒活酊涂搽行按摩。去除托板固定，改用弹力绷带固定，嘱患者加强踝功能锻炼等。

八周后，去除小夹板固定。嘱患者在弹力绷带固定和腰围固定下扶双拐下床行走活动。X线摄片复查：外踝骨折线显模糊，内踝少量骨痂。伤后三个月，患者去拐行走活动。伤后五个月，患者恢复了正常工作。

按语：

本例患者为多发性骨折。腰1椎体压缩性骨折属轻中度，并无脊髓损伤症状，故按单纯椎体压缩性骨折处理。此例踝关节骨折脱位，笔者采用逆受伤机制的整复手法，一次就获得满意的复位效果。另配合超踝小夹板固定和早期功能锻炼，中药等治疗，这些方法是本例取得成功，疗效满意的关键。

◎ 医案5-3-4　腰1椎体爆裂性骨折，骨块突入椎管内，椎管狭窄，左锁骨中段横形骨折，左3~6肋骨后枝骨折

苏×，女，42岁，成都市某医院职工

初诊时间： 1996年8月28日。

现病史： 1996年8月28日晚，患者因急事乘客车去广汉。在离广汉不远处，所乘坐的客车发生车祸翻到沟下，患者致伤，被人救起后送往广汉市某医院救治。经X线摄片检查，诊断为腰1椎体爆裂性骨折，左锁骨中段骨折，左第3~6肋骨骨折。当晚深夜送患者回工作所在医院住院。该院主管医师和某综合医院骨科主任会诊结果，认为腰椎爆裂骨折必须要进行手术治疗。

因患者不愿手术治疗，医院方特请笔者到该医院参与会诊并提出诊疗方案。鉴于患者骨折为爆裂性骨折，椎管变窄，但脊髓并未明显受损，双下肢无神经异常症状体征且功能正常。笔者经过分析后提出：决定不主张进行手术治疗；今后若患者脊髓发生受压损伤症状和体征时，再行椎管减压、椎体融合手术不迟。

专科检查：患者左肩、背部和腰部疼痛厉害，不能站立、翻身屈伸等活动。左锁骨区肿胀，可触及错位骨端。左肩胛背部压痛、呼吸痛。胸12、腰1轻度后弓畸形，棘突和棘旁压痛明显，四肢无明显异常体征，上肢关节活动正常。双下肢有胀痛感，抬举受限。

DR/CT检查显示：腰1椎体爆裂性骨折，椎体压缩1/3，椎体后份骨块向椎管突入明显，椎管狭窄，但脊髓圆锥未见明显受损。左锁骨中断横段骨折，远端向上移位全宽度。左3~6肋肋骨后枝骨折，轻度移位，无血气胸征象。

诊断：

1. 腰1椎体爆裂性骨折，骨块突入椎管内，椎管狭窄。

2. 左锁骨中段横形骨折。

3. 左3~6肋骨后枝骨折。

治疗：

1. **手法治疗** 患者取仰卧位，术者行锁骨整复手法。行手法后再用绷带做"8"字适当固定伤处。肋骨骨折未做特殊处理。胸腰段脊柱垫一布类（毛巾）或薄枕休息。治疗一周内，行手法整复锁骨骨折两次。因无床旁照片，凭笔者手摸能定位。

2. **用药** 内服制香片4片/次，一日3次；七味三七口服液10 ml/次，一日3次；抗感染止痛西药（服法遵医嘱）。

3. **功能锻炼** 鼓励患者加强挺腹等功能练习。鼓励患者进行上下肢活动，防止褥疮发生。

伤后一周，患者急性症状明显减轻。增加腰背垫枕高度（以患者能承受为度）。内服制香片、七味三七口服液同前。

伤后四周，患者锁骨骨折处压痛已不明显，无骨擦音和活动感；肋骨骨折处压痛不明显。患者开始在医护帮助下翻身，术者在其俯卧位行腰椎骨折整复手法（以摇晃和推脊、按压、抖动手法为主），另配合解痉止痛按摩手法（包括点穴）治疗，每周3次。内服制香片4片/次，一日3次；归香正骨丸6 g/次，一日3次。

伤后五周，患者能自行翻身活动。除以上治疗外，开始进行主动积极的腰背肌功能锻炼。腹下垫一薄枕，做"飞燕点水"的腰背肌力功能锻炼；直腿抬腿和挺腹锻炼，10次一组，每次做3组，每日3次并逐渐加量；直到做5组、8组、10组。患者功能锻炼十分努力刻苦。

用药：内服接骨丸6 g/次，一日3次；制香片4片/次，一日3次。

经以上方法治疗，患者骨折症状大为消减，功能明显增加。经两个月的治疗后，患者开始在弹力腰围固定下下床活动。

患者住院治疗两个半月出院，锁骨、腰椎功能基本恢复正常。

X线摄片/CT复查显示：左锁骨骨折对位较好，且骨痂显示较好。左肋骨骨折折线模糊，腰1椎体爆裂骨折基本愈合，椎管轻度狭窄。

患者出院至今一直坚持腰背肌功能锻炼。腰椎、锁骨、肋骨骨折无异常症状体征，其功能正常。

按语：

此案系多发性骨折，且为腰1椎体爆裂性骨折，骨片突出椎管，是较严重的脊柱骨折，一般都必须手术治疗。这种腰椎、锁骨、肋骨多发性骨折的非手术治疗也有十分难度。鉴于患者脊髓未明显受挫损伤的症状体征，我们未采用手术治疗方案。对于锁骨骨折的复位，我们采用了仰卧位垫枕法、多次手法整复的方法。最后证明治疗是十分成功的，效果是令人满意的。多次手法整复的方法顾全了患者肋骨骨折和腰椎骨折的治疗。

重要的是：对腰椎爆裂性骨折的治疗，我们采用分步不加大损伤的垫枕法、功能锻炼法等方法进行治疗。对患者伤后的手法整复，患者积极主动的腰背肌功能锻炼，以及出院后患者长期坚持的功能锻炼，是本案多发性骨折治疗能取得成功的关键所在。

笔者随访20多年，患者至今坚持腰腹肌力练习。腰椎、锁骨、肋骨骨折无异常症状体征，其功能正常。今特记下此病案，供同仁们参考。

◎ 医案5-3-5　腰1椎体爆裂性骨折，椎管狭窄

李×，女，52岁，重庆永川某中学老师

就诊时间： 2001年5月。

现病史： 患者于半个月前在街上不幸被汽车撞倒致腰伤，当即腰痛剧，直立困难，被送往重庆市某医院急诊，收治住院。经CT和X线摄片检查，诊断为腰1椎体爆裂性骨折，骨片突入椎管。医院提出必须手术治疗。因患者二便正常，双下肢活动基本正常，不愿手术。于当年5月用救护车送往成都入我院治疗。

专科检查： 患者不能直立行走，双下肢有胀痛感。胸腰段脊柱轻度后弓畸形，胸12，腰1棘突压痛明显，脊柱旁筋肉发紧，有压痛，腰痛不能屈伸，翻身困难。双下肢可抬举活动。生命体征正常。

CT/DR检查显示： 腰1椎体爆裂性骨折，椎体楔形，后侧骨块明显突入，椎管狭窄。胸段生理屈度轻度反弓，无明显脊椎脱位。

诊断：

1. 腰1椎体爆裂性骨折。

2. 椎管狭窄。

治疗：

1. 手法治疗

（1）手法整复：住院当晚，术者就为患者行手法整复治疗。先用舒活酊涂搽做解痉止痛手法按摩。患者俯卧位，双手持住床头，一助手双手扶持患者胸腋部助力向上牵引，另一助手双手握住患者双踝上方向下牵引，术者双手按压患者胸12、腰1脊柱高突处，在牵引下行郑氏按压抖动手法，坚持10秒钟以上（压住高突处，助手慢慢松手）。如此反复行整复脊柱骨折手法三次。整复手法完成后，再行舒活酊外搽，以解痉止痛。再行指针和推脊手法至结束。

（2）推脊、点穴、按摩，配合电针治疗：取胸12、腰1夹脊穴、肾俞、关元俞、秩边、环跳穴等，用TDP治疗仪照射治疗。

2. 用药　当晚内服制香片4片/次，一日3次；玄胡伤痛片4片/次，一日3次。服药一周后改服制香片4片/次，一日3次；归香正骨丸6 g/次，一日3次；之后改服双龙接骨丸6 g/次，一日3次。

3. 仰卧休息，胸腰段垫一薄布枕，以患者能忍受为度。

4. 功能锻炼　次日患者腰痛并无加重，医者开始鼓励其进行腹下垫一薄枕行腰背肌功能锻炼，每日2～3次，每10次为一组，逐渐加量。

经以上治疗半个月，患者腰痛症状大减，可以翻身活动。

住院一个半月后，患者开始在腰围固定下下床活动，无明显腰痛感。嘱患者加强腰腹肌力练习。

X线摄片/CT复查显示：腰胸反弓矫正，爆裂骨折线模糊，向后突骨块无一点加重。患者共住院约两个月出院。

患者出院后，一直坚持功能锻炼，在适当腰围固定下活动。数月后前往深圳工作。2018年6月随访，患者在深圳工作、生活正常，至今腰部无任何异常及后遗症。

按语：

此案例为较严重的腰椎爆裂性骨折。虽然爆裂骨折块突出椎管，但无明显的脊髓损伤症状体征。由于我们采取了积极的手法整复、功能锻炼和药物治疗，使患者尽快恢复了脊柱生理曲度，增强了脊柱的稳定性和促进爆裂骨折的愈合，使患者免于一次手术治疗。本例取得成功和良效的关键是：医者仔细读片和辨证分析患者的临床症状体征，采取了积极正确的治疗方案，加之患者坚持功能锻炼的配合。笔者随访患者17年，其腰部情况良好。

◎ 医案5-3-6　自发性寰枢椎关节旋转性半脱位，腮腺炎恢复期

杨×，女，6岁，成都市某街道学龄前儿童

初诊时间：1975年6月23日。

现病史：患儿1975年4月下旬患腮腺炎。经中药、肌注青霉素一个多月治疗，其症状基本解除，但颈部活动发生明显障碍。于同年6月22日经X线摄片诊断为：寰枢关节脱位。患儿于6月23日由其家长送来我院门诊。

专科检查：患儿头颈屈歪斜畸形，颈僵，颈枕部有明显压痛，颈后伸和旋转功能明显受限。患儿体温正常，血常规检查及各项指标正常。

X线摄片检查显示：寰齿间隙为7 mm，寰枢椎棘突间隙增大，寰枢椎关节脱位。

诊断：

1. 自发性寰枢椎关节旋转性半脱位。

2. 腮腺炎恢复期。

治疗：

1. 牵引/手法治疗　患儿仰卧位，嘱患儿屈颈约30°位，术者采用自制颌枕布带持续牵引，再行颈部解痉止痛整复手法按摩。治疗七天后，X线摄片复查显示：寰枢椎基本完全复位。

2. 功能锻炼　在颌枕带牵引下，鼓励患儿在牵引和枕垫下进行颈后伸和旋转活动。

经以上住院治疗两周后，患儿颈部活动功能完全恢复正常，出院。嘱患儿一个月内应在颈围固定于颈后伸30°位下活动，并做功能锻炼。经一年随访，患儿颈椎功能完全正常。

按语：

此类无外伤的寰枢椎关节半脱位十分少见。但近20年笔者诊治此类患者不下10例，多见于10岁以下儿童，疗效十分满意。国内有董天华、沈怀信等学者治疗案例的报道，都是3例。此病发生原因常因为患儿颈部炎性疾患引起，如扁桃体炎、咽喉炎、乳突炎及淋巴结核等。其发生机制多因颈部炎症使该部充血，关节突关节肿胀，使关节囊松弛、寰枢椎脱位等；或炎症刺激导致颈部筋肉发生痉挛，韧带松弛导致寰枢椎发生向前脱位或发生寰枢椎旋转性半脱位。故学者称之为"自发性寰枢椎关节半脱位"。

治疗的关键是：行颌枕带颈后伸位牵引。对脱位明显的患儿，须在血象恢复正常，颈部炎症平稳后，可行多次手法治疗，采用推挤或旋转颈2脊椎的整复手法，要求稳、准和轻柔为则。

◎ 医案5-3-7 陈旧性寰枢椎向前脱位（寰枢关节脱位）

杜×，男，5岁，成都市簇桥某村儿童

初诊时间： 1976年6月8日。

现病史： 1975年12月，患儿跌伤，颈部强直、疼痛。曾被当地社员"提端"无效，后在某医院住院两次，诊断为"颈2向后脱位"。经牵引、石膏固定，效果不佳。患儿颈部仍僵硬，无活动感。6月8日来我院就诊。

专科检查： 患儿头向前歪斜畸形，颈部筋肉僵硬，可触及颈2棘突后突，颈枕部和脊旁筋肉均有压痛，颈屈伸旋转功能有明显障碍。

X线摄片检查显示： 侧位寰齿间隙约6 mm，寰枢椎棘突间隙加大呈喇叭状。

诊断：

陈旧性寰枢椎向前脱位（寰枢关节脱位）。

治疗：

1. 手法治疗

（1）按摩/牵引：用舒活酒外部涂搽，做颈枕和脊旁筋肉的舒筋解痉止痛手法按摩，并做持续的颌枕带颈椎牵引，颈枕部垫枕。每天行手法1~2次。

（2）手法整复：行解痉止痛手法后，对颈枕做缓慢的摇晃手法，再行寰枢椎向前脱位的整复手法：术者一肘、一手勾抱住患儿颌枕部，做颈屈约10°~20°位牵引，后做颈后伸牵拉；同时一手拇指、食指置于颈2棘突行向前用力推挤的整复手法，需反复多次。要求手法缓慢、轻柔、精准，不可快速、猛力。

2. 嘱患儿用颈围固定于颈后伸30°位下床活动。未服药。

经以上治疗半个月，患儿颈部功能障碍明显改善。X线摄片复查，诊断为寰齿间隙约3mm，寰枢椎和颈2棘突间隙正常。因躲地震，患儿家长带其提前出院，后未追踪随访。

按语：

此例陈旧性寰枢椎向前脱位儿童患者，是经某医院住院治疗后来我处诊治，其难度很大和危险性可想而知。因笔者对治疗颈椎骨折和寰枢椎脱位有一点经验，故对此例陈旧性寰枢椎向前脱位患儿进行了郑氏伤科手法特色治疗，坚持了颈枕部和颈椎筋肉关节的松解手法治疗。

本例取得成功的关键是：进行了缓慢、轻柔、精准的手法整复治疗，使寰齿间隙恢复正常。因为治疗颈椎骨折脱位的风险极大。据笔者所知，从当时至现今，采用手法整复颈椎骨折的只有我院；一般医院都采用牵引、理疗及康复的手法。故该患儿两次住院治疗无效，为其原因所在。

◎ 医案5-3-8　寰枢椎向前旋转性半脱位

张×，男，7岁，绵阳市某镇某村儿童

初诊时间： 1996年6月15日。

现病史： 患儿18天前患小儿肺炎，晨起出现头颈歪斜，在当地找人"端颈"后加重。在绵阳市某医院经CT检查诊断为：肺炎；颈1、颈2半脱位。于6月15日来我院诊治。

专科检查： 患儿头颈向前歪斜（头向右，下颌向左），颈部肌肉痉挛。颈2棘突向右偏歪，有压痛。头向左旋转可活动，向右旋转时有明显功能障碍；头不能向后仰，前屈较好。双上肢不麻。体温、血常规等正常。（医案 5-3-8 图示）

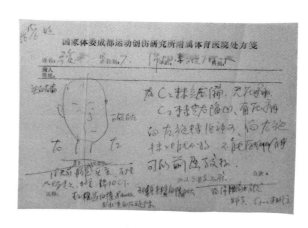

医案 5-3-8 图示

X线摄片检查显示： 侧位片寰齿间隙约8 mm，寰枢椎棘突间隙加大呈喇叭状，上颈段屈度反弓。正位片齿状突向左旋转，寰齿间隙不等宽。

诊断：

寰枢椎向前旋转性半脱位。

治疗：

1. 牵引　自制颌枕带屈颈约20°位牵引，牵引重量4~5 kg，抬高床头，嘱患儿可在牵引下做头旋转活动。

2. 手法治疗　患儿牵引三天后，医者行手法为其做颈枕部筋肉解痉手法按摩，并用拇指推挤颈2偏歪棘突，同时做头向右侧旋转的整复手法；再一手勾住患儿颌枕部行牵引，另一手用拇指、食指向前推挤颈2棘突，做头后伸的整复手法，以矫正患儿寰枢椎的前脱位。

3. 整复手法后，继续颌枕带颈椎伸直位牵引。整复手法隔两天做一次，共做三次；颈部解痉止痛手法每天做一次。患儿在颈围颈后伸位固定下下床活动。

经以上治法一周后，患儿头颈功能明显恢复。继续行颌枕带牵引、垫枕法和颈后伸，鼓励患儿做轻柔旋转颈和耸肩等功能锻炼。

患儿共住院两周，颈后伸、旋转功能恢复，无歪斜畸形。经X线摄片复查：环齿间隙正常。患儿出院。

嘱患儿出院一个月内，继续在颈围颈后伸位固定下活动，不宜做颈过度前屈活动。若有异常，随时复诊。

按语：

此案例系小儿肺炎后突然发生头颈歪斜畸形、疼痛，属自发性寰枢椎半脱位案例。因患儿又被当地人"端颈"，致伤情加重。故经CT和X线摄片检查，寰齿间隙达8 mm，是很严重和危险的病例。患儿病程达18天，颈部筋肉症状较重。故在治疗时，先不宜做手法整复，只做解痉止痛按摩手法和颈屈位牵引等治疗。牵引三天后，笔者根据颈患儿部筋肉痉挛情况，采用了手法整复旋转和前脱位整复。对此类案例，不宜一次猛力整复，而是行多次手法配合牵引、垫枕、功能锻炼等治疗，因此获得了良效。需指出的是：整复手法必须在患者体温、血象等正常的情况下才能进行。

◎ 医案5-3-9 自发性寰枢椎旋转性半脱位

张×，女，5岁，成都铁路某局职工之女

初诊时间： 1998年，具体日期不详。

现病史： 患儿因感冒发热咳嗽后，出现头颈歪斜畸形，在某医院住院牵引等治疗约一个月无效，经人介绍来我院诊治。

专科检查： 患儿头颈向左歪斜畸形，颈枕部压痛，颈2棘突向左偏歪，压痛明显，脊旁肌肉痉挛，颈后伸和旋转功能受限，双上肢无麻痛症状。体温、血常规正常。

X线摄片检查显示： 张口位，寰齿间隙明显不等宽，侧位片寰齿间隙正常。

诊断：

自发性寰枢椎旋转性半脱位。

治疗：

1. 牵引 医者用舒活酊在患儿颈枕部筋肉外部涂搽，行解痉止痛按摩手法。手法后采用颌枕带颈椎牵引，床头抬高。牵引重量3~5 kg，持续牵引三天。嘱患儿大胆在牵引下做颈缓慢旋转活动。在颈围固定下可下床短时间活动。

2. 手法治疗 三天后，患儿取坐姿，术者行颈旋转、推颈2偏歪棘突整复手法，以矫正患儿寰枢椎旋转半脱位。间隔三天行一次整复手法，共行四次。

3. 功能锻炼 手法后继续在颌枕带牵引下做颈旋转功能锻炼。

经上述牵引及手法治疗三周后，患儿头颈无歪斜，颈椎功能基本恢复。停止牵引，只在颈围固定下做颈屈伸旋转等功能锻炼。一个月后患儿颈功能完全恢复正常。X线摄片复查显示：寰枢间隙恢复正常。

2010年随访，据其父母说，患儿如今颈部一切正常，已在北京某大

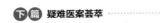

学读书。

> **按语：**
> 该患儿病因是由于感冒发热、咳嗽后发生的自发性寰枢椎旋转性半脱位。
> 此病案的诊断与医案5-3-6有相同之处，只是病因有所不同。

◎ 医案5-3-10 急性寰枢椎向前、旋转性半脱位

唐×，男，67岁，成都市某搬运公司工人

初诊时间： 1975年12月17日。

现病史： 1975年12月11日，患者在搬运药包时，不幸被重约50 kg（一百多斤）的药包落下击中头颈部致伤，当即颈枕部及头痛，不能活动。于12月17日来我院住院治疗。

专科检查： 患者颈僵，颈枕部压痛明显，颈2棘突向右偏歪，颈屈伸、旋转活动出现明显障碍，头能稍向右偏活动，但有响声。头颈枕部疼痛，双手不麻。

X线摄片检查显示： 寰枢椎脱位，疑寰枢椎骨折；侧位，寰齿间隙约5 mm，颈椎屈度变直。张口位，寰齿关节间隙明显不等宽。

诊断：

急性寰枢椎向前、旋转性半脱位。

治疗：

1. 牵引 患者仰卧位做颌枕带颈椎牵引。牵引时在颈后垫一张三角形布枕，使颈逐渐呈后伸位。牵引一两天待急性症状减轻后，嘱患者在牵引下做颈后伸及旋转活动的医疗体操锻炼。

2. 手法治疗 患者急性症状减轻后，医者每日或隔日为患者做一

次手法按摩，以松解筋肉和止痛，同时施行多次手法整复如下：在屈颈10°位牵引下，用拇指推挤颈2偏歪棘突做颈椎向右旋转的手法；再做颈后伸、推挤颈2棘突向前的手法，以整复寰枢椎向前脱位。

3. 用药　内服七厘散1包/次，一日3次；制香片1包/次，一日3次。服药三周。

4. 功能锻炼　患者用颈围固定，于颈后伸30°位下床活动。嘱患者做抱颈、颈后伸和耸肩等功能锻炼。一个月内禁止做颈过屈活动。

经以上治疗半个月，患者症状明显减轻。X线摄片复查显示：寰齿间隙明显恢复。由于患者高龄，有高血压病（160/100 mmHg），不愿做牵引和颈围固定治疗，且自己喜欢任意活动。后经X线摄片复查显示：间隙为原状。又经医者行手法按摩和自我功能锻炼，再住院一个多月，颈椎功能基本恢复正常。1978年随访，颈部无任何异常。

按语：

寰枢椎向前、旋转性脱位，是一种严重的危险性极高的伤病，此病例系高年龄、有高血压病的患者。因此在治疗中，应采用多次手法整复，不主张一两次的手法复位治疗。医者是在牵引下为患者进行颈背肌的按摩治疗。虽然患者不太配合，但也进行了一定的功能锻炼量，最后取得了满意的疗效。

第四节 其他医案（4例）

◎ 医案5-4-1 痛风性关节炎

饶×，男，46岁，广汉某公路养护段职工

初诊时间： 1991年10月20日。

现病史： 两周前清晨，患者左足再次突发痛风，痛剧难忍，在广汉当地医院诊治无效，后用担架送来我院就诊。

既往史： 患者于1991年8月30日首发痛风。

专科检查： 患者体胖，左足拇跖关节红肿明显，轻触痛重，关节痛不能动且呻吟，不能站立行走。舌质略红，苔黄厚，脉浮弦数。

X线摄片显示（当地医院）：左足拇跖关节骨质有明显凿孔样改变。

诊断：

痛风性关节炎。

治疗：

1. 外敷　黄柏2，芙蓉花叶3，苍术1，大黄2，赤芍2，土茯苓1，白蔹1，防己1，按此比例，用温开水调散局部外敷。

2. 中药汤剂　黄柏15 g，赤芍15 g，川牛膝9 g，土茯苓12 g，防己12 g，苍术9 g，木通9 g，泽泻12 g，山楂12 g，白芷12 g，葛根12 g。共5剂，每日1剂，分3次服。

二诊：

患者自诉，内外用药后，左足关节肿痛消失，能站立、行走、活动，饮食正常。患者感谢不已。医嘱继续服中药汤剂5剂，处方同前。

按语：

郑氏骨伤科治疗痛风性关节炎有十分独到之处。笔者根据先师郑老的经验，对本例患者进行了仔细辨证。在郑老用药的基础上做了必要的加减，内外兼治，取得了十分满意的疗效。临床上，我们治疗过不少痛风性关节炎患者，像本例患者很快取得优效的案例极少，故记录总结于案，以供同仁们参考。

◎ 医案5-4-2　左足内踝骨折术后继发性左髂深静脉、胫深静脉血栓

陈×，男，37岁

初诊时间： 2006年8月4日。

现病史： 患者因左踝骨折，在成都市某医院行左内踝骨折手术，约一个月后发生左下肢明显肿胀，步履困难。又到另一家医院进行诊治，用压力袜，内服华法林等治疗，效果不佳。后来我院住院诊治，诊断为左下肢深静脉血栓。并请某中医药医院教授会诊给予中药治疗，病情略有减轻，之后又有加重。特来笔者处求治。

专科检查： 患者跛行，左下肢肿胀，踝关节轻度肿胀、发硬，有压痛。内踝有一手术切口，已愈合。小腿和踝关节皮色呈紫黑，踝功能明显受限。自诉左下肢肿胀，需要躺很久才稍有减轻，下肢肿痛与天气变化也有关。

肢体血流图检查显示： 左髂深静脉，胫深静脉血栓。

诊断：

左足内踝骨折术后继发性左髂深静脉、胫深静脉血栓。

治疗：

1. 手法治疗　在患者左下肢外搽舒活酊，医者采用捏、平推手法做向心按摩。按摩时要求手法轻柔，不可重推、重压。时间20分钟左右。

2. 用药

（1）外敷：左踝关节外敷二黄新伤止痛软膏加川红花、赤芍、血通，用蜂蜜水调敷。

（2）内服：维生素C片300 mg/次，一日3次。

（3）中药汤剂：川芎12 g，当归12 g，川红花10 g，桃仁10 g，莪术12 g，地龙12 g，血通12 g，川怀牛膝12 g，葛根15 g，薏苡仁20 g。共5剂，每日1剂，分3次服用。

3. 功能锻炼　嘱患者扶拐行走，加强踝关节屈伸功能锻炼，做左下肢静力性肌肉收缩练习。

二诊（8月10日）：

按以上治疗，患者左下肢和踝关节肿胀症状明显减轻。自诉坐一天不感到左下肢肿胀加重。其余处理同前。

三诊（8月21日）：

1. 患者左下肢肿胀大减，踝关节屈伸功能明显改善。继续外用舒活酊涂搽行按摩手法治疗。

2. 中药汤剂　川芎15 g，当归12 g，川红花12 g，桃仁10 g，莪术12 g，地龙12 g，防己10 g，薏苡仁20 g，怀牛膝20 g，川牛膝15 g，葛根15 g，血通12 g。共6剂，每日一剂，分3次服用。

患者经过三周多的治疗，左下肢肿胀已不明显。踝关节无压痛，屈伸活动功能较好。左踝在弹力绷带固定下行走活动。定期来笔者处复查。

按语:

深静脉血栓是骨折和手术患者较常见的并发症,若不及早诊治,其后果严重。本案例采用了活血化瘀、行气通络、解痉祛湿的治则,内外用药配合促进静脉、淋巴回流的向心按摩等治疗,以达活血化瘀、祛瘀化栓消肿的目的。本案例治疗收效显著,体现了中医治疗骨折以活血化瘀为先的中药治疗的科学思想。

◎ 医案5-4-3 右膝前叉韧带断裂,内侧半月板撕裂伤突发"交锁"

佚名,女,48岁

初诊时间: 2016年7月20日上午11点30分。

现病史: 患者右膝外伤六年,近一周再次扭伤。自诉右膝一直疼痛不适,特别是下蹲,上、下楼梯时疼痛加重。患者右膝曾有"卡住"的情况发生,曾在当地医院进行过"解锁"治疗。因治疗效果不好,七天前曾到我院门诊诊治。今来笔者处就诊。

专科检查: 患者虽行走正常,但不能久走,下蹲活动有时疼痛。右膝轻肿,膝屈伸正常,内侧间隙压痛。麦氏症(+),内膝眼肿胀。前抽屉试验(+)。大腿肌肉轻度萎缩。

在做前抽屉试验时(前抽后再后推时),患者突然发生右膝不能伸直的"交锁"现象。屈膝时不痛,但在伸膝20°～30°时不能伸,自诉有明显的"卡住"现象,"卡住"时疼痛剧烈。

MRI检查显示: 右膝前叉韧带断裂,内侧半月板撕裂伤Ⅲ。

诊断:

1. 右膝前叉韧带断裂。

2. 内侧半月板撕裂伤突发"交锁"。

治疗：

"解锁"方法：

1. 患者仰卧，右膝屈膝45°（±），术者做膝外翻旋转和内翻旋转整复失败；在牵引下做旋转伸膝整复失败。因患者较紧张，导致大腿肌群紧张。

2. 术者在患者屈膝位行松解、提弹、提拿股二头肌腱、半腱半膜肌腱和筋肉。指针委中、阳陵泉等穴，以解痉镇痛。

3. 术者双手抱住患者膝胫骨髁，双拇指置于患膝内侧间隙半月板内前方（因此处压痛明显）做屈膝30°位的膝外翻旋转活动，再做膝内翻伸膝旋转活动，同时用双拇指推内半月板向内、向后，如此反复多次。治疗过程中一再嘱咐患者放松心情。在推压时，术者拇指可感觉到嵌顿的半月板复位感。

4. 最后嘱患者在适当牵拉状态下伸直膝部，患者当即无卡痛感。膝功能恢复正常，可下床行走。

按语：

仅此"解锁"案例，供同仁遇到类似情况时参考。

◎ **医案5-4-4　左膝股、髌腱附着处增生钙化，左膝退化性骨关节炎，神经性功能失调（官能症），左下肢功能乏力症**

黄×，女，54岁，大邑县居民

初诊时间： 2016年7月20日上午。

现病史： 患者时常发生左下肢及左膝无力，不能行走已六年。自诉在情绪激动时发生症状更重，感觉左下肢无力，有左下肢"不存在"的感觉。患者多次在本市几家医院神经外科、脑外科诊治无效，又去医院进行较全面的检查。经从头到整个脊柱进行MRI检查及其他检查后均未发现异常。曾用谷维素、抗焦虑等药物治疗无效，均无确切诊断。今闻笔者到大邑县骨科医院，慕名前来求诊。

既往史： 患者以前喜爱跑步运动，每天跑6 000 m。

专科检查： 患者健康，健谈，无焦虑症状；无高血压、糖尿病、冠心病等常见病。活动正常，颈、腰、髋功能正常。左膝无肿胀、无压痛，深蹲时左膝略有不适感。压髌试验有轻度捻发音。髌底、髌尖胫骨粗隆区有明显骨突，但无压痛。下肢肌肉无明显萎缩，张力正常。腱反射，病理反射（－）。

MRI/DR检查显示（某医院报告单）：颅、颈、胸、腰椎、双髋无异常。左膝髌底股四头肌腱附着处钙化增生明显，髌尖增生变尖，髌腱附着处增厚，张力腱区明显，钙化增生，胫骨粗隆骨突，髁间嵴增生，胫腓上关节有增生。髌股关节面正常，髌骨位置偏低。无骨质疏松征象。

诊断：

1. 左膝股、髌腱附着处增生钙化。

2. 左膝退化性骨关节炎。

3. 神经性功能失调（官能症），左下肢功能乏力症。

治疗：

1. 本病伤因与患者长期大运动量跑步相关。笔者重点给患者详细分析讲解该病的伤机、病因，以消除其多年的疑虑和心理障碍。

2. 重点告知患者应适当运动，减少半蹲、深蹲和长时间运动。可在左大腿和膝关节用舒活酊外搽按摩，外贴丁桂活络膏等治疗。

按语：

患者身体健康，以前喜爱运动。在突发左下肢无力，不能行走等症状求诊时，治疗医生没有进一步深究（做中枢、脊髓神经等方面检查无果且用神经性药物无效的情况下，唯独未对左下肢各关节做临床检查），也未做影像学检查，这是一件非常令人遗憾之事。唯——张左膝X线片是地方小医院检查，但报告单结果也为正常。

患者左膝影像学片显示有明显的问题，只是有时有不适感，因其健康、喜爱运动而忽视，故有时出现膝（髌股关节）无力而无疼痛症状；在情绪激动时，会更加重左膝动作失调，使其感觉左下肢完全无力（没有下肢的感觉）。患者左膝的伤病是客观存在的，只是苦于到处求医无果，花钱不少，也没治好病，所以有无助的感觉。因而在情绪激动之下，时而发生左下肢功能失调的无力加重，导致不能行走了。

建议医者在为患者做全面仔细的检查时，应具体询问、分析患者病情。不可神经科只单一考虑神经学方面的问题；骨科只单一考虑骨科方面的问题。应该用整体和局部相结合的辨证辨病结合的诊断方法来研究制订方案。此病案确实值得总结，也值得我们反思。

附录：本书主要骨伤科药物

接骨丸（**原名：一号接骨丸**　《伤科诊疗》）

组成：正骨紫金丹加然铜，土鳖。

功用：生血、活血，续骨，增强骨质。

主治：一切骨折，久不生骨痂，脱钙等。

新伤消肿散（**原名：一号新伤药**　《伤科诊疗》）

组成：黄柏，血通，木香，白芷，玄胡，血竭，羌独活。

功用：退热、消肿、止痛。

主治：一切新伤局部疼痛，轻肿，微烧者。

活血散瘀洗药（**原名：一号熏洗药**　《运动创伤学》）

组成：川红花，赤芍，血通，松节，合欢皮，香附，木瓜，威灵仙，三七根，生川乌，生草乌，生南星。

功用：活血散瘀，解痉止痛。

主治：损伤中后期气血凝滞，肿胀疼痛及功能受限者。

二黄新伤止痛软膏（**原名：二号新伤药加减，新伤软膏**　成都体育医院方）

组成：黄柏，大黄，芙蓉叶，木香，白芷，玄胡，血竭，羌独活，黄芩，黄连。

功用：清热凉血，解毒，消肿止痛。

主治：一切新伤局部肿痛严重者。

祛风寒湿洗药（原名：**二号熏洗药** 《运动创伤学》）

组成：通桂，吴茱萸，甘松，独活，陈皮，土茯苓，血通，川芎，藁本，威灵仙，钻地风，苍术，骨碎补，细辛。

功用：行气通络，祛风寒湿，暖筋骨。

主治：筋骨冷痛，腿脚麻木，胀痛，风湿性关节病。

七味三七口服液（成都体育医院方）

组成：三七，赤芍，香附，玄胡，红花。

功用：活血化瘀，行气止痛。

主治：闭合性骨折脱位，软组织损伤初期血瘀气滞，肿痛等。

制香片［原名：**三七散**（注：以前为粉剂，现为片剂） 成都体育医院方］

组成：四制香附，三七，甘草。

功用：通经活血，祛瘀止痛。

主治：胸、腰、背筋肉损伤，韧带伤，肋骨骨折等。

创伤宁（原名：**创伤消肿片** 成都体育医院方）

组成：三七，竹七。

功用：散淤止血，消肿止痛。

主治：损伤出血，肿胀疼痛。

七厘散（《良方集腋》）

组成：红花，血竭，儿茶，朱砂，乳香，没药，冰片，麝香。

功用：活血散瘀，消痛止血。

主治：跌打损伤，瘀滞作痛，筋伤骨折，创伤止血。

玄胡伤痛片（成都体育医院方）

组成：醋制玄胡，当归，赤芍，白芷。

功能：活血化瘀，行气止痛。

主治：一切跌打损伤，血瘀作痛。

丁桂活络膏，活络膏（《伤科诊疗》）

组成：麝香，上桂，丁香，红花，檀香，排草，白芷，羌活，独活，没药，川芎，
　　　木香，山奈，当归，血竭，续断。

功用：活血散瘀，祛风散寒，镇痛。

主治：损伤后遗症，肌肉关节痛，风湿麻木。

祛风活络丸（原名：活络丸　《伤科诊疗》）

组成：川芎，秦艽，续断，天麻，当归，独活，千年健，防风，松节，杜仲，泽泻，
　　　桑寄生，川牛膝，石斛，厚朴，首乌，牡蛎，甘草。

功用：祛风湿，舒筋络，活血止痛。

主治：风湿痹痛，肢体麻木，痉挛，痿软胀痛等。

归香正骨丸（原名：正骨紫金丹　《医宗金鉴》）

组成：丁香，木香，血竭，儿茶，熟大黄，红花，牡丹皮，甘草。

功用：活血祛瘀，行气止痛。

主治：跌仆闪挫之疼痛，瘀血凝聚等症。

玉真散（《普济本事方》）

组成：制白附子，防风，制南星，天麻，制半夏，白芷，羌活。

功用：熄风定搐，解痉、镇痛。

主治：破伤风症。外用治皮肤有裂伤、擦伤等。撒在伤口上，有预防破伤风的作用。
　　　又治狂犬咬伤。

双龙接骨丸（《伤科诊疗》）

组成：脆蛇，土鳖，地龙，龙骨，当归，血竭，续断，然铜，苏木，茯苓，熟大黄，
　　　广香，白芍，牛膝，乳香，没药。

功用：生血活血，通经络，安神镇痛，增强骨质。

主治：一切骨折，久不生骨痂，脱钙等。

五灵二香丸（原名：**铁弹丸** 《伤科诊疗》）

组成：五灵脂，制乳香，制没药，制川乌，制草乌，麝香，薄荷冰。

功能：通络镇痛，祛风湿。

主治：新旧伤痛，神经痛，坐骨神经痛，麻木不仁等。

抗骨质增生丸（成都体育医院方）

组成：熟地黄，鹿衔草，肉苁蓉，鸡血藤，骨碎补，狗脊，独活，海桐皮，焦神曲，焦麦芽，焦山楂。

功用：生血活血，补肝肾，祛风湿。

主治：肾虚腰痛，脊柱退行性骨质疏松，骨关节炎等。

郑氏舒活酊（原名：**舒活酒，舒活灵** 《运动创伤学》）

组成：樟脑，冰片95%，酒精，白酒，生地黄，三七，麝香，红花，血竭。

功用：舒筋活络，活血散瘀。

主治：骨折、脱位中后期，软组织损伤，骨关节劳损等。